Td $\frac{65}{18}$

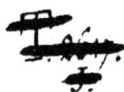

MÉMOIRE

SUR LES FIÈVRES

INTERMITTENTES, etc.

CET OUVRAGE,

Et le MÉMOIRE (du même Auteur) qui a remporté le prix au Jugement de l'Académie de Dijon, le 18 août 1776, sur la Question proposée en ces termes : Déterminer quelles sont les maladies dans lesquelles la Médecine agissante est préférable à l'expectante, et celle-ci à l'agissante ; et à quels signes le médecin reconnoît qu'il doit agir, ou rester dans l'inaction, en attendant le moment favorable pour placer les remèdes ?

Se vendent chez Mde. Ve. SEGUIN, Imprimeur-Libraire, rue bouquerie, à Avignon.

~~~~~~~~~~

Deux Exemplaires ont été déposés à la Bibliothèque Nationale, conformément à la Loi.

MÉMOIRE
QUI A REMPORTÉ LE PRIX
AU JUGEMENT
DE L'ACADÉMIE DE DIJON
En 1782.

Sur la Queſtion propoſée en ces termes :

DÉTERMINER avec plus de préciſion qu'on ne l'a fait juſqu'à préſent, LE CARACTERE DES FIEVRES INTERMITTENTES, ET INDIQUER PAR DES SIGNES NON ÉQUIVOQUES, LES CIRCONSTANCES DANS LESQUELLES LES FÉBRIFUGES PEUVENT ÊTRE EMPLOYÉS AVEC AVANTAGE, ET SANS DANGER POUR LES MALADES.

Par M. VOULLONNE, *Docteur en Médecine de la Faculté de Montpellier, Agrégé & premier Profeſſeur dans la Faculté d'Avignon.*

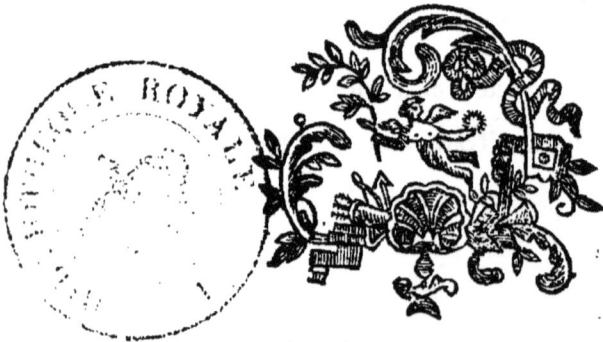

A AVIGNON,

Che₁ JEAN-JOSEPH NIEL, Imprimeur-Libraire, rue de Balance.

M. DCC. LXXXVI.
Avec Permiſſion des Supérieurs.

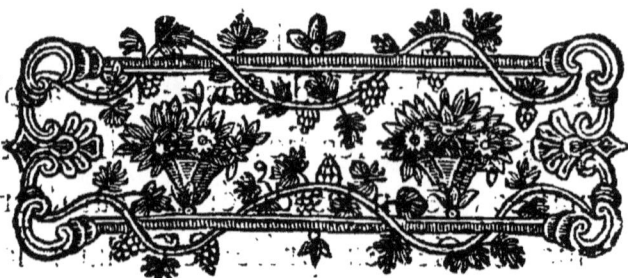

MÉMOIRE

SUR LA QUESTION PROPOSÉE
par l'Académie de Dijon en ces termes :

DÉTERMINER avec plus de précision qu'on ne l'a fait jusqu'à présent, Le caractere des fievres intermittentes, & indiquer par des signes non équivoques, les circonstances dans lesquelles les fébrifuges peuvent être employés avec avantage, & sans danger pour les malades.

Utinam . . . Febres dignoscamus à febribus, tempus à tempore, & modum à modo. (Ferrarius ad Torti Therap. Spec. lib. 4. cap. 4.)

I. **L**ES maladies, dont le symptôme principal est la fievre, forment, selon l'opinion de *Sydenham*, les deux tiers à-peu-près de la somme totale des maladies qui affligent l'espece humaine. Faut-il donc s'étonner, si, dans tous

lés tems, les Médecins fe font appli-
qués à divifer les fievres en différentes
claffes, felon les différens caracteres
que les fievres préfentent dans leur
durée, dans leur marche, dans leur
principe, dans leur terminaifon, &c?

II. De toutes ces divifions, la plus
naturelle fans doute, eft celle qui
diftingue les fievres en continues &
intermittentes. L'efprit de fyfteme
ne fauroit ici ni méconnoître, ni
rendre méconnoiffable l'empreinte de
la vérité. En effet, une maladie, qui,
dans un efpace de tems affez court,
paroît & difparoît alternativement,
pour reparoître toujours fous la même
forme, fe fait également diftinguer
dans tous les fyftemes, d'avec une
maladie, dont la marche foutenue
amene enfin une terminaifon décidée.
Auffi, malgré la diverfité des fectes
& l'inftabilité des théories, toutes les
écoles ont fait, des fievres continues

& des fievres intermittentes, deux classes de fievres très-diftinguées.

III. Une différence fi fenfible dans l'ordre des phénomenes que préfentent ces deux fortes de fievres, annonçoit prefque évidemment une différence marquée dans leur caractere & indiquoit par conféquent des loix différentes à fuivre dans l'art de les juger, & de les guérir. *Hyppocrate* a féparé par un intervalle immenfe, toutes les regles particulieres du pronoftic qui convient aux fievres, relativement à leur caractere de *continuité*, ou d'*intermittence*, lorfqu'il a prononcé en général, que les fievres intermittentes font toujours fans danger ; de forte que toute fievre continue ceffe, dit-il, d'être dangereufe, par-là même qu'elle devient intermittente. Quant au traitement, la pratique univerfelle de tous les fiecles, a établi cette différence effentielle

entre le traitement des fievres intermittentes, & le traitement des fievres continues, qu'on n'a jamais ima-
giné d'arrêter brufquement le cours
d'une fievre continue, tandis qu'on
s'eft toujours occupé des moyens
d'arrêter efficacement le cours des
fievres intermittentes, en prévenant
le retour des paroxifmes. Car une réflexion, qui nous paroît bien importante à ce fujet, c'eft que les anciens
fe font tous contentés de l'application
des remedes généraux pour le traitement des fievres continues; & qu'ils
ont tous fenti, que la guérifon des
fievres intermittentes exigeoit, outre
les remedes généraux, le fecours de
quelque fpécifique.

IV. Quelques fuccès épars ont fouvent fait croire qu'on avoit enfin
trouvé ce remede falutaire, & différentes obfervations mal étudiées dans
leurs circonftances, & trop impru-

demment réduites en loix générales,
ont infenfiblement formé le vafte ca-
talogue des remedes connus fous le
nom de *fébrifuges*. Oferons-nous dire
que, fous un certain point de vue,
l'inefficacité même de ces fébrifuges
les mettoit à l'abri de tout reproche?
Le Médecin inftruit par l'expérience,
du peu de fond qu'il devoit faire fur
leur vertu, ne les employoit que dans
les fievres évidemment intermittentes,
& encore attendoit-il que la fievre
eût également réfifté, & à tous les
autres fecours, & au tems; de forte
que, fi le malade guériffoit, le fébrifuge en avoit l'honneur; s'il ne guériffoit point, l'ancienneté même du
mal fervoit d'excufe à l'infidélité du
remede. Sa nullité manifefte le dé-
chargeoit de tous les maux fubféquens; & dans tous les cas, celui qui
le prefcrivoit ne pouvoit avoir aucun
tort, puifque ne pouvant fe tromper,

A iv

ni fur la nature de la maladie , ni fur
le genre de fecours qui lui convenoit,
l'inefficacité de ce fecours ne pouvoit
être qu'un malheur , & jamais une
faute.

V. Il n'en eft pas ainfi depuis que
notre matiere médicale s'eft enrichie
de la découverte du quinquina. Cette
écorce , que la promptitude même &
l'infaillibilité de fon action ont rendue
fi long-tems fufpecte , eft enfin venue
à bout de triompher des reproches
multipliés fous lefquels l'accablerent
prefqu'en même tems , l'ignorance,
le préjugé , l'orgueil des fectes , la
haine des partis , & peut-être des paf-
fions plus baffes , la jaloufie perfon-
nelle , la cupidité & la mauvaife foi.
L'expérience de tous les jours & de
tous les lieux nous feroit prefque douter aujourd'hui qu'un remede fi évidemment, fi univerfellement falutaire,
ait pû être fi vivement combattu.

VI. Graces aux travaux des illuſtres défenſeurs du quinquina, & graces ſurtout à la force irréſiſtible de l'évidence, aujourd'hui on ne met plus en queſtion s'il exiſte un fébrifuge ; on ne ſe défie plus de ſon opération occulte.

Mais par cela même que nous avons un fébrifuge aſſuré, le Médecin n'eſt plus exempt de blâme, ſi le malade périt d'une maladie contre laquelle on auroit pu employer ce remede avec ſuccès ; ou ſi l'on a employé ce remede ſans ſuccès dans une fievre dont le malade périt ; puiſque dans l'un & dans l'autre de ces deux cas, il faut bien qu'on ſe ſoit trompé dans le diagnoſtic.

Par cela même que nous avons un fébrifuge innocent, l'Art n'eſt plus exempt de reproche, ſi après l'uſage du fébrifuge (ſoit qu'il ait ſupprimé la fievre ou non) l'état du malade

empire ; car ce mauvais effet, ne pouvant pas être attribué à la nature même
du remede , retombe néceffairement
fur les circonftances dans lefquelles il
a été donné , & par conféquent fur
le faux jugement que le Médecin en
a porté.

VII. L'Académie nous propofe
d'établir des regles précifes pour éviter ce double écueil ; c'eft-à-dire
qu'elle nous demande d'affigner d'a-
bord à la fievre intermittente fon
véritable caractere ; & de marquer
enfuite quels font dans cette maladie
les fignes qui permettent, ou qui exigent qu'on l'attaque par les fpécifiques. Si nous avons bien faifi l'efprit
du Programme, il fuppofe l'exiftence
des fébrifuges , & il fe réduit à demander qu'on fixe avec précifion les
véritables limites, 1°. de leur activité,
2°. de leur utilité.

VIII. Cette importante queftion

embraſſe, comme on le voit, tout le traitement des fievres intermittentes. Pour la réſoudre avec quelque juſteſſe, ce n'eſt point aſſez des obſervations que l'expérience perſonnelle peut fournir à un ſeul homme. Nous nous aiderons des lumieres qu'ont déjà répandues ſur ce ſujet les ſavans écrits des plus célebres Praticiens *Boerrhave, Sydenham, Wanſwietten, Morton, Torti, Werlhof*; & peut-être en combinant tous ces élémens, ne viendrons-nous pas à bout de ſatisfaire à ce qu'attendent nos Juges, tant la matiere nous paroît vaſte & délicate.

IX. Les Médecins, qui trop ſouvent s'accordent ſi peu dans l'idée préciſe qu'on doit ſe former de chaque eſpece de maladie, ſemblent avoir fait une exception en faveur de la fievre intermittente. Quoiqu'elle n'ait peut-être pas été définie encore d'une maniere vraiment ſatisfaiſante, on

n'en eſt pas moins d'accord ſur le
fond de l'idée qu'on y attache. Tous
conviennent que la fievre intermittente eſt *une maladie , qui réſulte de*
l'enſemble de pluſieurs maladies fé-
briles , „ dont chacune eſt aſſez
„ courte dans ſa durée , & paroît
„ eſſentiellement diſtinguée de celle
„ qui la précede , comme de celle
„ qui la ſuit , auxquelles cependant
„ elle reſſemble pour l'ordinaire. „
On a réſervé le nom de *fievre inter-*
mittente à la maladie totale , & l'on a
donné le nom d'*accès* aux maladies
fébriles qui la compoſent.

X. La deſcription que nous venons
de donner de la fievre intermittente,
eſt bien ſimple ; auſſi , bien loin de
prétendre qu'on y trouve aucun mérite de nouveauté , nous nous eſtime-
rons heureux ſi elle paroît ſi évidente
qu'on puiſſe la regarder comme tri-
viale & ſuperflue. Pour mettre de

l'ordre dans notre fujet, les premieres
idées dont nous partons, ne fauroient
être trop généralement reçues. On
ne nous demande point de réformer
l'idée convenue fur la fievre intermittente, mais, en fuppofant cette idée
telle qu'elle eft établie, on nous demande quel eft le caractere propre
de cette maladie; & à quels fignes
on peut reconnoître qu'une telle fievre
en particulier, eft, ou n'eft pas du
nombre de celles que cette idée renferme. C'eft donc à nous à faifir
cette idée générale dans fon accep-
tion la moins conteftée, & à trouver
enfuite dans fon développement naturel, la véritable regle, à laquelle il
faut appliquer une fievre donnée quelconque, pour décider fi elle eft de la
claffe des intermittentes.

XI. Or cette idée de la fievre intermittente, telle que nous venons
de la fixer (N°. IX.), & que nous

ofons regarder comme univerſelle-
ment avouée, nous préſente trois
objets principaux à conſidérer :

1°. Chaque accès pris en lui-même
& comme iſolé des autres ;

2°. La ſucceſſion des accès ;

3°. Leur indépendance réciproque.

XII. Chaque accès pris en particulier, eſt une vraie maladie fébrile ;
il doit donc avoir la marche qui eſt
propre à toutes les fièvres en général.
Mais, puiſque c'eſt une maladie fébrile très-courte, cette marche doit
être rapide ; & par ce premier trait
la fievre intermittente ne peut déjà
être confondue qu'avec la ſeule fievre
éphémere ; car, à l'exception de la
fievre éphémere, le plus-long accès
d'une fievre intermittente n'approche
pas de la durée de la plus courte des
fievres continues proprement dites.

XIII. La ſucceſſion des accès nous

paroît entraîner néceffairement deux
conditions : 1°. leur pluralité, & la
chofe eft évidente ; 2°. leur rappro-
chement à des diftances telles, qu'ils
puiffent raifonnablement être regardés
comme appartenant au même fond
de maladie. La première de ces conditions diftingue la fievre intermittente, de la fievre éphémère fimple ;
la feconde diftingue la fievre intermittente, de toute fievre éphémère
périodique.

XIV. Nous remarquerons ici que
cette feconde condition a été en général trop peu approfondie. Le retour des accès, qui dans le plus grand
nombre des fievres intermittentes eft
périodique, a fans doute infenfiblement amené la confufion entre la
fievre périodique & la fievre intermittente. On auroit facilement évité
cette fource d'erreurs, fi l'on avoit
fait attention, que la fievre intermit-

tente eft une maladie fubfiftante quant
à fon principe, même durant l'intervalle qui fépare les accès ; de forte
que ces accès ne font que des efpeces
de rameaux fortants fucceffivement
du même tronc : au lieu que pour
conftituer une fievre périodique, il
fuffit qu'elle reparoiffe dans des tems
déterminés, fans qu'il foit néceffaire
que le principe qui la reproduit fubfifte
durant l'intervalle qui fépare fes retours. Il eft vrai que ces deux caracteres font ordinairement réunis dans
le fait ; mais ils ne s'enchaînent pas
néceffairement : & comme perfonne
ne contefte l'exiftence des fievres intermittentes irrégulieres ou non-pé-
riodiques, ceux qui examineront la
chofe de bonne foi conviendront qu'il
peut y avoir auffi des fievres périodiques non-*intermittentes* dans le véritable fens qu'on doit donner à ce
dernier mot, c'eft-à-dire de repré-
senter

senter une maladie qui existe lors
même que l'accès n'existe pas.

XV. Et en effet, nous osons le
demander : N'y a-t-il pas quelque ab-
surdité à dire qu'un homme est tra-
vaillé durant toute l'année d'une véritable fievre intermittente, parce
qu'au bout de douze mois il éprouve
un mouvement fébrile semblable à
celui qu'il avoit éprouvé le même jour
de l'année précédente ? N'est-il pas
plus naturel & plus raisonnable de
penser que c'est une nouvelle maladie
absolument indépendante de la premiere, comme nous le penserions
certainement si son retour n'étoit pas
périodique (1)? L'illusion ne part donc

_____

(1) Nous demandons à tous les Médecins de
bonne foi, si trois accès de fievre épars dans une
année, leur donneroient l'idée d'une fievre intermittente irréguliere ? Non sans doute. Et pourquoi?
Parce que ces accès ne seroient pas assez rapprochés.
Certes! ils le sont bien moins par l'intervalle de
l'année entiere.

B

que de la régularité du retour. Mais, nous le demandons encore, cette régularité s'explique-t-elle mieux en suppofant le principe morbifique subfiftant entre ces prétendus accès qu'en ne le suppofant pas ?

XVI. Ce que nous venons de dire de l'intervalle d'une année, s'applique de lui-même à tout intervalle de tems affez long, pour que les deux maladies fébriles qu'il fépare, ne puiffent pas raifonnablement être rappellées à un feul & même principe. Mais quelle fera donc précifément l'étendue de l'intervalle en deçà duquel une fuite d'accès formera une fievre intermittente, & en delà duquel il faudra regarder ces accès comme autant de fievres différentes, ou comme formant tout au plus une fievre périodique ? Il s'en faut bien qu'aucun particulier ait dans l'Art affez d'autorité, pour fixer en cette matiere l'opinion

générale. En nous hasardant à reconnoître là-dessus quelque loi, nous ne
devons tirer sa force que de l'expérience.

XVII. Or l'expérience nous apprend
que l'intervalle qui sépare les accès est
rarement de plus de trois jours; il
n'y a presque point d'observateurs qui
l'ayent rencontré de onze, douze ou
treize jours; on trouve quelques exemples d'un intervalle de quatorze jours;
mais nous ne connoissons aucun exemple d'un intervalle plus grand que quatorze jours & moindre que le mois
entier; de même que d'un intervalle
plus grand que le mois entier, &
moindre que l'année entiere (2). L'in-

_____

(2) Les Auteurs les plus minutieux en cette matiere, passent rapidement de la fievre intermittente
dans laquelle les accès reviennent tous les quinze
jours, à celle dans laquelle ils reviennent tous les
mois; & de celle-ci, à celle dans laquelle ils reviennent tous les ans.

tervalle d'un mois entier nous paroît
préfenter à-peu-près les mêmes diffi-
cultés qui nous ont fait rejeter l'intervalle de l'année entiere (N°. XV).
Nous ne reconnoîtrons donc pour
fievres intermittentes, que celles dont
les accès ne font pas féparés par des
intervalles plus longs que quatorze
jours (3).

XVIII. Du refte quand on voudroit éloigner, ou rapprocher plus
que nous n'avons fait, le terme au-
delà duquel une fievre récurrente ne

_____

(3) Le célebre M. *de Sauvages* a banni avant nous
de la claffe des fievres intermittentes, toutes celles
qui n'ont pas au moins deux accès dans l'efpace de
quinze jours. Cette condition lui a paru fi effentielle
à la fievre intermittente, qu'il l'a fait entrer dans la
définition qu'il donne de cette maladie. L'autorité
feule de M. *de Sauvages* ne nous auroit point entraînés ; mais le raifonnement fimple qui nous a conduit par forme de conclufion, à ce que M. *de Sau-*
vages s'eft contenté d'avancer en forme d'affertion,
tire certainement de l'autorité de ce grand homme,
un nouveau degré de force.

fauroit être regardée comme intermittente, la nécefîté de reconnoître
un terme quelconque ne reſtera pas
moins prouvée. Le principe ſur lequel
nous avons établi cette preuve, eſt
que la fievre intermittente eſt une
maladie fubſiſtante, même dans l'intervalle de ſanté apparente que les
accès laiſſent entr'eux : or ce principe
eſt certainement inconteſtable.

XIX. Diſons plus : ce principe eſt
ſi viſiblement lié à l'idée même de
fievre intermittente, qu'il n'eſt aucun
Médecin, qui reconnût la préſence de
cette maladie, dans une ſuite de mouvemens fébriles, qui auroient chacun
un principe évident, quand ils auroient
d'ailleurs tous les caracteres propres
aux accès d'une fievre intermittente.
Expliquons-nous : il eſt des perſonnes
à qui un bain, une friction mercu-
rielle, un bouillon apéritif, &c. procurent preſque infailliblement une fie-

vre très-décidée , & ordinairement
affez courte. Si par imprudence , ou
par tel autre motif qu'on voudra fuppofer, par exemple , pour ne pas
abandonner légerement un fecours
qui feroit d'ailleurs néceffaire , un malade ainfi difpofé revenoit de tems en
tems à l'effai du même remede ; il
eft certain que ce remede, en conféquence de la difpofition particuliere
du fujet , lui redonneroit autant de
fois la fievre , & toujours fans doute
une fievre à-peu-près femblable à la
précédente. Cependant qui oferoit
donner à cette fievre le nom d'intermittente? Ce n'eft donc pas fans raifon que nous exigeons , comme une
condition effentielle , que la caufe du
retour de l'accès foit inconnue, c'eft-
à-dire , qu'on ne puiffe raifonnablement attribuer ce retour à aucun principe manifefte , furvenu depuis l'accès
précédent.

XX. Il ne faut pas même que la fievre précédente puisse être regardée comme un principe suffisant de celle qui la suit ; car dans ce cas, celle-ci n'est plus le second accès d'une intermittente, mais une vraie fievre secondaire. C'est ainsi que, dans la petite vérole très-bénigne, la fievre de suppuration, quoique séparée quelquefois de la fievre d'éruption par un intervalle de plusieurs jours durant lesquels le malade est sans fievre, n'est cependant jamais que fievre secondaire, parce qu'elle trouve sa cause dans la fievre d'éruption ; & cette fievre de suppuration devient quelquefois à son tour une fievre primitive, relativement aux mouvemens fébriles qui accompagnent la sécrétion de la matiere purulente qu'elle a produite.

XXI. Mlle. de F., à la suite d'une petite vérole inoculée, essuya environ sept ou huit jours après la suppura-

tion des boutons, une fievre éphémere d'environ trente heures, l'invasion fut marquée par un frisson très-
décidé, & la crise fut un dépôt sur le
bras droit, très-près de la plaie qui
étoit encore en pleine suppuration.
Le dépôt fut ouvert; mais sept ou
huit jours après, la même fievre reparut avec les mêmes symptômes,
& se termina par un nouveau dépôt;
& ainsi jusqu'à quatre fois.

Tout sembloit concourir ici pour
nous tromper sur la nature de la maladie. Qu'avions-nous pour ne pas la
confondre avec une fievre intermittente ? Car enfin, la matiere purulente, qui venoit former le dépôt
critique, pouvoit, à parler rigoureu-
sement, être le produit de chaque
accès fébrile. Ce qui nous empêcha
de juger la chose ainsi, c'est la suppuration varioleuse qui avoit précédé,
& dont le résultat confondu avec la

maffe des humeurs pouvoit occafion-
ner un trouble fébrile à chaque effort
de fécrétion, jufqu'à ce que la dépuration fût complette. Si nous avons
bien jugé le cas de notre obfervation,
il nous paroît bien propre à faire
fentir la différence que nous mettons
entre la fievre intermittente, & toute
efpece de fievres fecondaires, même
récurrentes & régulieres. Cette différence ne fe laiffe quelquefois appercevoir qu'en ce que, dans les fievres
fecondaires, la fievre primitive fournit une raifon fuffifante des mouvemens fébriles fubféquens, tandis que
dans la fievre intermittente, les accès
s'annoncent en quelque forte mutuellement, mais fans aucune influence
manifefte d'aucun de ceux qui ont
précédé, fur aucun de ceux qui fui-
vent. L'idée complette de la fievre
intermittente renferme donc comme
une troifieme condition, (N°. XI)

l'indépendance réciproque des accès.

XXII. Si nous n'avions à donner que des caracteres théoriques, pour affigner à la fievre intermittente fa véritable place dans le fyfteme général des fievres, nous croirions notre tâche remplie : mais les caracteres qu'on nous demande principalement, font fans doute ces caracteres diftinc- tifs ; qui, dans la pratique, doivent faire reconnoître cette maladie là où elle eft, & empêcher qu'on ne la fup- pofe là où elle n'eft pas.

XXIII. C'eft ici le grand écueil de notre fujet. Car enfin, fi dans les productions de la nature, qui eft fi conftante à elle-même, il y a tant d'efpeces dans qui les caracteres de leur genre, & tant d'individus dans qui les caracteres de leur efpece font tellement défigurés, que l'œil le plus clair-voyant ne fauroit les retrouver ; que doit-il en être des maladies, qui ne font, dans le fait, que le réfultat d'une foule de principes également inconnus & dans leur nombre, & dans leur énergie, & dans leur combinaifon ? Si, à cette difficulté, on ajoute le peu d'accord qui règne entre les Médecins fur les définitions, même abftraites, des maladies ; on ceffera d'être étonné qu'auprès du lit d'un malade, trois Médecins appellent fa maladie de trois noms différens. (4)

XXIV. Pour diminuer ce genre de difficulté dans notre fujet, autant que peut le diminuer l'efprit de méthode, nous devions commencer par circonfcrire nettement à la fievre intermit-

___

(4) Il n'y a en effet que l'ignorance qui puiffe s'en étonner. On n'eft point furpris de cette contrariété apparente, quand on fait que les noms des maladies, comme ceux des plantes, ne dépendent pas feulement des caractères extérieurs qu'elles préfentent, mais qu'ils dépendent auffi, & même principalement, du fyfteme fuivant lequel ces caractères font claffés.

tente des limites, au moins abftraites.
C'eft ce que nous avons tâché de faire
en puifant dans l'idée la plus généralement reçue de cette maladie, les
conditions néceffaires & fuffifantes à
fon exiftence. Il nous refte à préfent
à chercher les fignes qui doivent,
dans la pratique, la faire reconnoître
fous toutes les différentes formes
qu'elle peut emprunter.

XXV. Ici nous fommes forcés d'a-
bandonner la divifion commune des
fievres intermittentes, en erratiques
& régulieres; & des intermittentes
régulieres, en quotidiennes, tierces,
quartes, &c. (5). Cette divifion uni-

_____

(5) La plupart des Auteurs qui ont écrit fur cette
matiere, femblent s'être trop bornés à cette divifion.
Il y en a même qui, à force de la multiplier en
fous-divifant chacune de ces efpeces, en fimples,
doubles, triples, quadruples, &c. femblent avoir fait
confifter toute la fcience du diagnoftic des fievres
intermittentes, dans la folution mathématique d'un

quement fondée fur l'ordre du retour des accès, a fes avantages fans doute. Une longue obfervation a fait découvrir dans la différence même de l'ordre de ces retours, des regles différentes pour le pronoftic & pour le traitement ; mais relativement à l'objet qui nous occupe dans le moment préfent, cette divifion ne fauroit offrir aucune forte d'utilité. Une fievre intermittente n'eft ni plus facile, ni plus difficile à reconnoître pour telle, parce qu'elle eft quotidienne, tierce, quarte, ou parce qu'elle a tel autre type déterminé qu'on voudra lui fuppofer. Nous fatisferons mieux à ce qu'on attend de nous, fi nous confidérons la fievre intermittente, fuivant le plus ou le

_____

probleme qu'on pourroit propofer en ces termes : *étant donnée une fuite quelconque d'accès febriles ; trouver la loi de leur retour.* Il eft aifé de fentir toute la frivolité de ces combinaifons minutieufes.

moins de caracteres évidens avec lefquels on la rencontre ; & fi nous ne
la perdons de vue, que lorfque ces
caracteres feront tellement effacés,
qu'il nous fera abfolument impoffible
de la reconnoître.

XXVI. Pour cela nous diviferons
la fievre intermittente en *fievre inter-
termittente manifefte* & *fievre intermittente obfcure*. Nous appellons fievre
intermittente manifefte, celle dont les
accès font féparés entr'eux par des
intervalles durant lefquels le malade
eft abfolument fans fievre ; & nous
renfermons fous le nom de fievres
intermittentes obfcures, toutes celles
où le malade n'eft jamais abfolument
fans fievre.

XXVII. Ce feroit pécher contre
notre divifion même, que d'affigner
aucun caractere particulier à la fievre
intermittente manifefte. Quelque court
que foit l'état d'apyrexie parfaite, qui

fépare la fin d'un accès d'avec le commencement du fuivant ; dès que cet
état eft apperçu, il fuffit pour décider
la nature de la maladie, & la faire
également reconnoître par les moins
inftruits, comme par les plus éclai-
rés. Mais ce qui eft vraiment intéref-
fant à obferver dans cette premiere
efpece de fievre intermittente, & ce
que l'on ne peut bien obferver que
là, ce font les caracteres généraux par
lefquels tous les accès fe reffemblent.
La fievre intermittente manifefte, eft
en effet la feule efpece de fievre intermittente où chaque accès a fon
entier & parfait développement ; &
où par conféquent, rien ne doit obf-
curcir les véritables traits qui caractérifent en général tous les accès de
fievre intermittente.

XXVIII. Or, que nous apprend
l'obfervation à cet égard ? elle nous
apprend que chaque accès a pour l'or-

dinaire trois caractères bien frappans : 1°. le froid par où il commence ; 2°. la chaleur qui, à proprement parler, le conftitue ; 3°. la fueur qui le termine. Cependant, comme tous les accès ne font pas marqués fans exception par les trois fymptômes fuccesfifs de froid, de chaleur & de fueur, ainfi que nous le verrons bientôt ; tâchons de faifir le même objet fous un point de vue plus général & qui en embraffe mieux toute l'étendue.

XXIX. Nous avons déjà dit (N°. IX) que chaque accès d'une fievre intermittente eft une véritable maladie fébrile ; on doit donc y retrouver ce qu'on remarque dans toutes les fievres fans exception, c'eft-à-dire trois périodes bien diftinctes, appellées par les anciens *le commencement*, *l'état*, & *la déclinaifon*. Les modernes les appellent, avec plus de raifon peut-être, le *tems de l'irritation*, le *tems*

de

de la coction, & le *tems de la crise.*
Mais, anciens ou modernes, tous ont
également observé que chacune de
ces périodes est caractérisée par un
appareil de symptômes, qui lui est
propre. Entrer dans le détail de ces
symptômes, en tant qu'ils appartien-
nent à la fievre en général, ce seroit
nous écarter beaucoup des limites de
notre sujet. Nous nous contenterons
d'indiquer ce que chacun des trois
différens états de la même fievre,
semble avoir de particulier, dans l'accès d'une fievre intermittente, par
opposition au même état dans une
fievre continue.

XXX. Et d'abord, dans l'accès d'une
fievre intermittente, comme dans la
fievre continue, l'état d'irritation se
marque, par l'abattement, la langueur, la lassitude, la concentration
du pouls, l'aridité de la peau, & tous
les symptômes qui annoncent l'im-

preffion du principe de la maladie fur
le principe de la fenfibilité , fans an-
noncer encore la réaction du principe
de la fenfibilité fur le principe de la
maladie. Mais tout obfervateur exact
remarquera que , dans la fievre continue, les plus apparens de ces fymptômes femblent tenir davantage au
découragement de la nature; & dans
la fievre intermittente , au ralentiffement réel de la circulation. Voilà fans
doute pourquoi la fievre intermittente
a pour fymptômes prefque caracté-
riftiques , les extenfions forcées des
membres, les bâillemens multipliés,
la pâleur des levres , la lividité des
ongles (6), & furtout ce froid fi remarquable, qu'il a comme attiré à lui
feul toute l'attention des obfervateurs,

(6) Il n'eft pas difficile de voir que tous ces fymptômes dépendent en effet du feul ralentiffement dans
le mouvement progreffif du fang, puifque ce ralentiffement fuffit pour les expliquer tous.

& qui mérite en effet une attention
particuliere.

XXXI. Quand le froid appartient
à l'invasion d'une fievre continue, il
est ordinairement modéré dans son
intensité ; c'est un friffonnement in-
térieur, qui revient à la plus légere
occasion, mais qui se dissipe facilement ; l'application d'une chaleur ex-
terne soulage certainement le malade,
qui peut en quelque maniere prolonger
ce soulagement à son gré, en ne changeant point de situation ; de sorte que
le malade est, plutôt dans une dis-
position continuelle à la sensation du
froid, que dans l'état continuel de
cette sensation actuelle.

XXXII. Il n'en est pas ainsi du
froid, qui appartient à l'accès d'une
fievre intermittente. C'est le plus souvent un froid si grand, que, du côté
du malade, il va jusqu'au frémissement
universel de la peau, au tremblement

des membres, au claquement des
dents; & que, du côté des affiftans,
il fe laiffe appercevoir par le refroidiffement réel, & quelquefois extrême, du nez, des oreilles, des doigts
de la main, & furtout de la plante des
pieds: c'eft un froid fi inhérent au
premier tems de la maladie, qu'il ne
fe termine qu'avec lui, fans être jamais entrecoupé par aucun intervalle
de chaleur: enfin c'eft un froid fi in-
tenfe qu'il occafionne une efpece de
ftupeur cutanée; car il n'eft pas rare
que les malades fe plaignent qu'on les
brûle, avant que d'éprouver qu'on
les réchauffe. Faut-il s'étonner qu'un
fymptôme fi dominant ait prefque fait
oublier les autres, & qu'un Praticien
un peu exercé reconnoiffe fouvent une
fievre intermittente, dès l'invafion de
fon premier accès.

XXXIII. Cependant fi l'on pro-
nonçoit qu'il n'y a point d'accès de

fievre intermittente, qui ne commence par un fentiment de froid, je
ne dis pas tel que nous venons de le
décrire, mais un fentiment de froid
quelconque, on auroit auffi l'expérience contre foi. Non-feulement le
froid eft quelquefois léger, foit parce
que l'accès dont il fait partie eft léger
dans la même proportion, foit parce
qu'il n'eft pas proportionné à l'accès
dont il fait partie; mais on eft autorifé à croire qu'il eft quelquefois nul
(7), puifque, avec l'attention la plus

---

(7) Si nous ne prononçons pas nettement que le
froid eft quelquefois nul en effet, c'eft par réfpect
pour ceux qui ne reconnoiffent point de fievre intermittente fans quelque refroidiffement. Quand on
leur oppofe les cas où la fievre eft évidemment intermittente, & où le malade n'a pourtant reffenti
aucune impreffion de froid; ils répondent que le
malade n'y a pas fait attention, & que certainement
les extrémités du moins ont été refroidies; fi on
ajoute que la plus exacte vigilance auprès du malade
n'a rien fait découvrir de femblable, ils répondent

exacte les malades ne viennent pas à bout de s'en appercevoir. D'où il résulte que le froid eſt un ſymptôme ordinaire, mais non un ſymptôme néceſſaire du retour de l'accès.

XXXIV. Ce froid eſt ſouvent accompagné d'une toux ſeche & fréquente, & il eſt ſurprenant que les Auteurs ayent fait ſi peu mention de ce ſymptôme. Ce ſymptôme cependant, comme nous l'avons obſervé dans bien des cas, ſe montre quelquefois iſolé, & il devient alors le ſigne le plus ſenſible de l'entrée de l'accès. „ C'eſt „ donc généralement dans les ſymp „ tômes qui annoncent le ralentiſſe-

encore que la choſe a pu exiſter, quoiqu'on n'ait pas pu, ou ſu l'appercevoir. Paſſons leur tout, car il eſt ꓲnutile de diſputer; mais que de leur côté ils nous paſſent auſſi de ne pas attendre, pour décider l'exiſꓲence d'une maladie, l'apparition d'un ſymptôme, qui, de leur aveu, échappe quelquefois à toutes les recher ches, lors même que la maladie exiſte certainement.

» ment de la circulation , & non dans
» le fymptôme unique du refroidiffe-
» ment, qu'il faut chercher le carac-
» tere effentiel & inféparable du pre-
» mier tems de l'accès d'une fievre
» intermittente » : & cette conclufion eft très-importante dans notre
fujet.

XXXV. Le fecond tems de la
fievre , c'eft le tems de la coction
(N°. XXIX), ou, ce qui revient au
même , le tems où le principe de la
vie exerce fes forces contre le principe de la maladie pour le fubjuguer
& l'éteindre. Nous avons déjà dit que
c'eft la nature de ces efforts , qui
donne à chaque accès d'une fievre intermittente , fa qualité de maladie
fébrile (8). C'eft donc dans ce qui

(8) Parce qu'en effet cet effort confifte ici dans
l'accroiffement du mouvement progreffif du fang , &
que cet accroiffement conftitue effentiellement la
fievre.

caractérife la fievre en général, qu'il faut chercher les caracteres de ce fecond état de l'accès. Ce qui nous frappe le plus, c'eft que nous n'avons ici rien qui appartienne à la fievre intermittente préférablement à la continue, ou à la fievre continue préférablement à l'intermittente, ni quant à l'intenfité de la fievre proprement dite, ni quant à la variété des fymptômes concomitans : de forte qu'il feroit peut-être impoffible d'affigner une efpece de fievre continue effentielle (9), qui, dans fa feconde période, ou fon *état*, préfente des phénomenes qu'on ne puiffe pas retrouver dans la même période de l'accès

---

(9) Nous reftreignons notre affertion aux continues effentielles, parce que les continues fymptomatiques, telles que les inflammatoires, les éruptives, &c. ne trouvent pas toujours leurs analogues parmi les intermittentes. Mais alors la fievre n'eft pas la maladie principale.

de quelque fievre intermittente (10).
Concluons donc que „ l'agitation fébrile, à quelque degré qu'on la fuppofe, ne juſtifie & n'exclud jamais
fuffiſamment le ſoupçon que la fievre
ſoit intermittente, ni par les ſymptômes qui lui ſont propres, ni par les
ſymptômes accidentels qu'elle amene,
quelque multipliés, quelque vifs,
quelque graves qu'ils puiſſent être „
& cette ſeconde concluſion intéreſſe
notre ſujet autant que la premiere
(N°. XXXIV.)

XXXVI. Il nous reſte à jeter un
coup d'œil ſur l'accès fébrile conſidéré

---

(10) Peut-être pourrions-nous même dire que la
fievre intermittente préſente à cet égard des bizarre-
ries abſolument inconnues dans la fievre continue.
Il ne manqueroit pas d'exemples pour appuyer notre
aſſertion ; nous nous contenterons d'en rapporter un,
qui nous paroît aſſez rare, & dont nous avons été
témoin. Nous avons vu une fievre tierce dont les
accès étoient accompagnés d'une cécité parfaite, qui
ſe diſſipoit avec eux, & qui fut guérie avec eux.

dàns son troisieme état, qui est celui
de sa déclinaison. Tout ce que cet état
a de commun avec le même état de
toute autre espece de fievre, ne paroît pas devoir nous occuper ici : telle
est la diminution successive de la chaleur, la tendance du pouls vers son
rithme naturel, &c. Dans la fievre intermittente comme dans la continue,
ce tems est toujours celui, où le principe de la vie, devenu en quelque
sorte maître du principe de la maladie,
le repousse loin de lui. Cette expul-
sion de la matiere morbifique, quand
élle est sensible (ce qui n'arrive pas
toujours) se fait le plus souvent par la
voie des couloirs ordinaires, dont les
excrétions deviennent alors critiques.

XXXVII. Ce n'est pas ici le lieu
de détailler les signes qui caractérisent
les évacuations critiques ; mais une
remarque essentielle à notre sujet,
c'est qu'il n'y a aucune évacuation na-

turelle, qui, dans la fievre continue,
ne puiſſe prendre le caractere d'évacuation critique, tandis que, dans
l'accès d'une fievre intermittente, l'é-
vacuation critique ſe fait conſtamment
par la voie des ſueurs; c'eſt-à-dire
que toutes les fois que l'accès ſe termine par une évacuation ſenſible, il
ſe termine par la ſueur. Mais qui peut
ignorer, qu'il ſe termine auſſi, & ſe
termine parfaitement ſans évacuation
ſenſible? & que c'eſt même ainſi que
ſe terminent ordinairement les accès
de la fievre quarte ? Etabliſſons donc
pour troiſieme concluſion, que ,, dans
la déclinaiſon d'un accès de fievre intermittente, la ſueur eſt une criſe ordinaire, mais non une criſe néceſſaire. ,,

XXXVIII. Nous venons de tirer
trois concluſions relatives aux trois
états dans leſquels nous avons conſidéré l'accès d'une fievre intermittente;
& ſi ces trois concluſions portent ,

comme nous le croyons, fur des faits démontrés par l'expérience la plus commune, il en réfulte que ce n'eft dans aucun de ces trois états pris féparément, qu'il faut chercher le caractere diftinctif & inféparable de cette efpece de maladie fébrile. Bien moins encore doit-on fe flatter de trouver ce caractere diftinctif dans le rapport que ces trois états, ou ces trois tems peuvent avoir, foit entr'eux, foit avec la totalité de l'accès relativement à leur durée.

XXXIX. Ce rapport eft fi variable, que l'on n'a pas même pu établir encore à cet égard, une regle qui pût être regardée comme la plus ordinaire. Il y a très-peu d'acçès, où quelqu'un de ces tems ne domine fur les deux autres, d'une maniere très-fenfible; l'on peut même ajouter qu'ils dominent prefque auffi fouvent les uns que les autres, & que fur ce point, l'obfervation ne leur affigne aucun rang. Il arrive même affez fouvent que le premier & le fecond tems s'ab-forbent refpectivement à tel point, que l'un des deux comparé à l'autre, paroît réellement nul : & de-là vient parmi les malades la différence qu'ils prétendent indiquer, quand ils difent, qu'ils ont les accès de fievre *en froid*, ou qu'ils les ont *en chaud* (11).

(11) Nous avons déjà établi, que le refroidiffe-ment n'eft pas un fymptôme effentiel à l'invafion de l'accès ; les autres fymptômes de ce premier tems, étant fouvent peu incommodes, il ne faut pas s'é-tonner s'il arrive fouvent que les malades ne les re-marquent point, & croyent avoir paffé immédiate-ment de l'état de fanté, à l'état de chaleur fébrile. Il en eft de même de la chaleur fébrile : quand elle eft légere & courte, furtout après un froid vif & long, le malade croit avoir paffé immédiatement de l'état de froid, à fon état de fanté ordinaire. Mais nous pou-vons affurer, qu'ayant très-fouvent examiné la chofe de près, nous avons toujours découvert une langueur précédente, dans *les accès en chaud* ; & une chaleur fébrile fubféquente dans *les accès en froid*. Du refte cette façon de parler, plus étrangere peut-être au

XL. Où trouverons-nous donc cette loi, qui s'assujettira sans distinction, tout accès de fievre intermittente, & que l'on sera assuré de retrouver au milieu des variétés infinies que cette maladie présente? Puisque cette loi ne se laisse saisir, ni dans les symptômes, ni dans la durée respective de chacun des tems qui composent l'accès, quand on considere ces tems séparément; il paroît naturel de conclure qu'il faut la soupçonner dans la marche générale de l'accès. Ce n'est point là qu'on l'a cherchée encore; c'est pourtant là qu'elle existe, & qu'elle se montre dans tout son jour. En effet, de quelque espece que soit

———————————

langage de l'art, qu'elle n'est contraire aux regles d'une bonne nomenclature pathologique, suffiroit pour prouver ce que nous avançons dans cet endroit de notre discours. La vérité du fait est bien palpable, puisque les malades eux-mêmes lui ont consacré une expression particuliere.

un accès de fievre intermittente; quels
que foient les fymptômes qui l'accompagnent; quelle que foit la durée ref-
pective de fes tems; il a toujours dans
la totalité de fa marche, un caractere
qui ne l'abandonne jamais : & ce caractere, c'eft la rapidité. C'eft toujours avec une efpece de mouvement
accéléré, que la maladie s'avance vers
fon plus haut degré de force, & qu'elle
s'en éloigne enfuite. De forte que nous
ofons affurer, qu'un accès de fievre
intermittente fera toujours reconnoiffable, *en combinant le changement de
l'état du malade de bien en mal, &
de mal en bien, avec la brieveté du
tems dans lequel ce changement s'eft
opéré.*

XLI. Nous interrogeons ici avec
confiance tous les Praticiens : Quel
eft celui d'entr'eux qui n'a pas annoncé
fouvent une fievre intermittente, dès
fon premier accès, fur la feule promp-

titude avec laquelle le mouvement fébrile s'établit & s'accroît; & fur-tout, fur la promptitude avec laquelle il s'affoiblit & s'éteint? Or, une remarque, qui fe préfente ici bien naturellement, & qui eft bien intéreffante pour la pratique, c'eft que, plus les accès d'une fievre intermittente font graves, mieux auffi ils portent l'empreinte du fceau, auquel nous voulons qu'on les reconnoiffe. En effet, chacun de ces accès étant effentiellement une maladie fébrile complette, mais courte, il eft évident que plus la maladie fera grave, plus auffi elle aura de degrés à parcourir dans le même efpace de tems; & par conféquent plus auffi fa marche fera rapide, & le changement de l'état du malade, frappant & fenfible.

XLII. Il faut pourtant convenir que, même par ce trait, l'accès d'une fievre intermittente refte encore fouvent

vent confondu avec la fievre éphémere (12) ; on fent que cette équivoque ,
qui eft toujours fans danger , ne fauroit jamais être longue , & tout doute
ceffe bientôt à cet égard felon que
la maladie reparoît , ou qu'elle ne fe
montre plus. Mais le même trait peut
devenir lumineux dans un grand nombre de cas où la fievre intermittente
pourroit être confondue avec toute
autre fievre que l'éphémere , comme
nous allons voir en traitant de la fievre
intermittente obfcure qui forme la
feconde branche de notre divifion générale (N°. XXVI).

_____

(12) Et fouvent auffi ce feul trait fuffit pour les
diftinguer , la marche d'un accès de fievre intermittente étant en général , bien plus rapide que la marche
d'une fievre éphémere; puifque d'un côté la fievre
éphémere la plus courte, eft d'environ 24 heures ,
tandis qu'un accès de fievre intermittente de la même
durée , doit être regardé comme long ; & que de
l'autre côté, l'intenfité des fymptômes fébriles , eft
ordinairement plus grande dans un accès de fievre
intermittente , que dans une fievre éphémere.

D

XLIII. Faut-il, avant de traiter cet article, commencer par prouver la réalité du genre de maladie, fur lequel il doit rouler ? Nous avons dit plus haut que par *fievre intermittente obfcure*, nous entendions toute fievre intermittente, dans laquelle le malade n'eft jamais abfolument fans fievre ; ou, pour employer les termes de l'art, dans laquelle l'apyrexie n'eft jamais parfaite. Or, peut-il y avoir en effet des fievres intermittentes de cette efpece ? Non affurément, fi l'on commence par définir la fievre intermittente : une fuite de maladies fébriles *féparées entr'elles par des intervalles d'une fanté parfaite en apparence* (13).

---

(13) C'eft ce qu'a fait le célebre M. *de Sauvages.* Il paroît qu'il s'eft attaché trop fervilement à la force grammaticale du mot latin *intermittens.* Pour être convaincu qu'en définiffant cette maladie, il s'eft écarté de l'idée qu'il en avoit lui-même, on n'a befoin que de lire ce qu'il en a écrit. On y trouve une foule

Mais cette définition eſt-elle exacte ?
eſt-elle conforme à l'idée que les Médecins de tous les tems ſe ſont faite
de cette maladie ? Et puiſqu'il faut abſolument de la métaphyſique , pour
combattre ces ſéveres nomenclateurs ,

---

de contradictions , qui ne peuvent avoir pris leur
ſource que dans l'oppoſition manifeſte qu'il devoit y
avoir entre la fievre intermittente telle qu'il l'a définie,
& telle qu'il la concevoit. Nous n'en citerons qu'une
ou deux , 1°. dans ſes préliminaires , il adopte avec
une très-legere reſtriction l'aphoriſme d'*Hyppocrate* qui
déclare les fievres intermittentes exemptes de danger ;
& pluſieurs de celles que M. de Sauvages place parmi
les tierces , ſont manifeſtement pernicieuſes. Dira-t-on
qu'il ne les claſſe là que parce que les Auteurs de
qui il les a tirées les ont appellées tierces , & que lui
proteſte quelquefois contre cette dénomination ; mais
ſa quotidienne ſoporeuſe ? ſa tierce pleurétique , &c.
ſont-elles donc ſi innocentes ? 2°. A la tête de l'ordre
des quotidiennes il ne reconnoît point de quotidienne double , parce que dans le même jour deux
accès ne lui paroiſſent pas pouvoir laiſſer entr'eux un
intervalle d'apyrexie ; & enſuite dans l'ordre des
quartes , il reconnoît la *quarte-triplée* , c'eſt-à-dire ,
comme il l'explique lui-même , une fievre quarte qui
a dans le même jour trois accès différens.

demandons-leur fi une fievre ceffera d'être intermittente, parce que le fecond accès commencera à l'inftant, qui fuit l'inftant où le premier a fini. Ils exigent un intervalle ; qu'ils en affignent donc la longueur ; ils n'ofent pas : on peut donc fuppofer cet intervalle plus court que tout intervalle fini, c'eft-à-dire, le fuppofer nul dans la pratique.

XLIV. Ne nous arrêtons pas plus long-tems à combattre une opinion, qui n'a prefque pas de partifans ; & puifqu'il eft généralement convenu qu'il y a des fievres fubintrantes, partons de la fuppofition, qu'on peut avoir une fievre intermittente & n'être jamais fans fievre. Auffi dans l'idée générale que nous avons donnée de la fievre intermittente (N°. IX), l'intervalle qui fépare les accès, n'entre pour rien.

On peut en effet concevoir une

fuite de maladies fébriles très-courtes, mais fi rapprochées que la feconde commence avant que la premiere foit abfolument terminée, & ainfi de fuite. Telle eft la fievre intermittente *fub-intrante.*

On peut concevoir que, dans cette férie de maladies fébriles fubintrantes, le fecond tems, qui eft celui de la chaleur, abforbe en quelque forte les deux autres. Telle eft la fievre inter-mittente *fubcontinue.*

On peut concevoir enfin, qu'une fievre intermittente eft compliquée d'une fievre continue, & telle eft la fievre *rémittente.*

Or, il eft d'une évidence inconteftable que dans tous ces cas, la fievre intermittente exifte réellement; c'eft donc à nous à la rendre fenfible, à travers l'apparence de continuité qui la voile.

XLV. La premiere combinaifon

qui donne à la fievre intermittente
l'apparence de continue, c'eſt le prolongement de l'accès, au-delà de l'intervalle, qui le ſépare de l'accès ſuivant. Par cet intervalle, on eſt également obligé dans tous les ſyſtemes,
d'entendre l'intervalle qui ſe trouve
entre l'invaſion d'un accès, & l'invaſion de l'accès qui le ſuit (14). Nous
avons preſcrit à cet intervalle, des
limites (N°. XVII) au-delà deſquelles
nous ne penſons pas qu'on doive l'é-
tendre ; mais l'expérience nous empêche d'en preſcrire, en-deçà deſquelles on ne puiſſe pas le reſſerrer.
Et certes ! cet intervalle peut ne pas
excéder huit heures, puiſqu'on a obſervé juſqu'à trois accès diſtincts &
bien iſolés, dans le même jour.

(14) C'eſt en effet cet intervalle qui détermine la
dénomination des fievres intermittentes régulieres.
Quand on donne à une fievre le nom de *Tierce*, on
entend que l'invaſion de l'accès ſe fait un jour &
l'autre nom, ſans aucun égard à la durée de l'accès.

XLVI. D'un autre côté, en parlant de la briéveté de la maladie fébrile qui forme l'accès, guidés auſſi
par l'expérience, nous nous ſommes
contentés de dire que le plus long des
accès d'une fievre intermittente, étoit
encore plus court, que la plus courte
des fievres continues, à l'exception
de l'éphémere. Ici nous prononcerons
avec plus de préciſion, qu'un accès
de fievre, quoiqu'il ſoit déjà long
quand il excede dans ſa durée 24 heures, peut cependant ſe prolonger juſqu'à 36 ou 48 heures, & même un
peu au-delà. Or, une durée de 48
heures ſuffit pour lier les accès d'une
fievre tierce exacte; une durée moindre, liera les mêmes accès, ſi leur
retour avance de quelques heures; une
durée moindre encore, liera les accès
d'une double tierce; en un mot l'en-
chaînement ou la ſéparation des accès,
n'eſt dans une fievre intermittente

quelconque, que *le résultat accidentel de leur durée, comparée à l'intervalle qui se trouve entre leur invasion successive.* De sorte qu'il doit souvent arriver, ce qui arrive souvent en effet, que dans une fievre double tierce, les accès des jours impairs 1, 3, 5, 7, &c. soient affez longs pour atteindre l'invasion des accès des jours pairs 2, 4, 6, 8, &c. tandis que ceux-ci font affez courts, pour être parfaitement détachés de l'invasion des accès des jours impairs ; & alors la même fievre intermittente fe montre alternativement intermittente manifefte, & intermittente obfcûre (15).

---

(15) Le fait que nous rapportons en cet endroit, eft trop commun pour qu'on le contefte. Ceux qui exigent abfolument l'apyrexie entre les accès pour donner à une fievre le nom d'*intermittente*, font obligés dans ce cas de ne voir qu'une tierce fimple : mais alors ils feront forcés de dire que chaque accès de cette tierce a un redoublement; ce qui nous paroît abfurde.

XLVII. Pour reconnoître dans un malade qui n'eft jamais fans fievre, la véritable nature de cette fievre, relativement à l'*intermittence*, ou à la *continuité*, toute la queftion fe réduit donc à décider fi la fievre, qui, felon notre fuppofition, n'abandonne jamais le malade, eft une fimple & unique maladie fébrile, ou fi elle eft un agrégat de plufieurs maladies fébriles qui fe fuccedent de maniere que la fuivante commence avant que la précédente ait fini. C'eft ici le moment de rappeller & d'employer avec avantage ce que nous avons dit (N°. XXIX & fuiv.) fur les trois tems qui compofent effentiellement toute maladie fébrile. Car, quoique dans la fievre fubintrante, les accès empietent les uns fur les autres, cependant chaque accès doit avoir fon invafion, fon état, & fa terminaifon. L'œil de l'obfervateur doit s'arrêter principalement fur

le tems de l'invafion, & le tems de
la terminaifon : car il eft évident que,
fi dans un état foutenu de fievre, on
découvre plufieurs fois, & furtout (16)
à des intervalles réglés, des fignes certains d'invafion, ou de terminaifon;
la maladie n'eft pas unique. Une feule
& même fievre ne peut avoir ni plufieurs commencemens, ni plufieurs
fins.

XLVIII. Et voilà fans doute pourquoi, prefque tous les Auteurs caractérifent la fievre fubintrante, par le

_____

(16) Nous difons *furtout*, parce que le retour
périodique des fymptômes ne nous paroît pas être
ici une condition néceffaire ; & nous ne comprenons
pas pourquoi on exigeroit dans la fievre fubintrante,
plus de régularité, que dans l'intermittente manifefte;
nous ne faurions trop le dire : la régularité des périodes eft abfolument accidentelle aux accès de la
fievre intermittente. En veut-on une preuve fans
réplique ? qu'on examine la chofe avec rigueur : nous
avançons hardiment qu'on trouvera peu, mais très-
peu, de fievres intermittentes vraiment régulieres.

retour périodique des friſſons, ou le
retour périodique des ſueurs. Nous
convenons que ces ſignes l'annoncent
en effet indubitablement ; mais nous
croyons pouvoir aſſurer, qu'elle peut
exiſter ſans aucun de ces deux ſignes ;
& notre ſentiment porte ſur deux
raiſons principales : 1°. le friſſon &
la ſueur ne ſont point des ſignes né-
ceſſairement attachés à l'invaſion & à
la déclinaiſon des accès, ainſi que nous
l'avons prouvé déjà ; 2°. dans la fievre
ſubintrante, la déclinaiſon d'un accès
ſe trouvant confondue avec l'invaſion
du ſuivant, les ſymptômes ordinaires
de chacun de ces deux états, ſe com-
pliquent ſouvent entr'eux de telle maniere, qu'ils ſe combattent & ſe dé-
truiſent mutuellement ; de ſorte que
la ſueur de l'accès qui décline, & le
friſſon de l'accès qui commence, deviennent également obſcurs.

XLIX. Mais ce qui ne ſauroit l'être

jamais aux yeux d'un Médecin inftruit & attentif, c'eft que , dans la fievre fubintrante, la déclinaifon de l'accès eft arrêtée tout-à-coup dans fa marche par l'invafion de l'accès fuivant. La peau qui s'affoupliffoit prend un tiffu plus ferré ; la chaleur qui s'adouciffoit comme par degrés , tombe brufquement ; le vifage pâlit ; les fécrétions qui acquéroient quelque liberté , fe troublent ou fe fufpendent de nouveau ; l'urine , de briquetée , devient claire, la langue , d'humide , devient feche ou vifqueufe ; le malade éprouve une inquiétude particuliere , des tiraillemens dans les mufcles , des engourdiffémens dans les articulations , fouvent la foif, quelquefois une toux feche ; le pouls furtout , qui étoit fouple & vafte , s'enveloppe rapidement , & devient petit , profond , ferré. En un mot, & ce mot renferme tout : tandis qu'un inftant auparavant , tous les fymp-

tômes tendoient clairement à un relâchement univerfel ; un inftant après,
au lieu de ce relâchement qu'il étoit
fi naturel de fe promettre, tous les
fymptômes annoncent au contraire un
érétifme, ou un engourdiffement général.

L. Dans ce brufque changement
de l'état de la maladie, qui n'apperçoit pas les caracteres diftinctifs de
l'invafion d'un nouveau mouvement
fébrile ? C'eft donc dans cette oppofition même, que nous devons faire
confifter le véritable figne pathognomonique de la fievre fubintrante.
Quand elle ne fera pas reconnoiffable
à ce figne, nous pouvons avancer avec
confiance, qu'elle ne le fera à aucun
autre (17). Ce figne a d'ailleurs l'a-

(17) Quelques Auteurs ont voulu donner les
urines briquetées pour un figne certain d'intermittence dans la fievre. Nous convenons que les urines
briquetées infpirent un foupçon légitime de l'exif-

vantage de fe rapporter par lui-même
aux cas les plus obfcurs. Car dans les
cas les plus ordinaires, la déclinaifon
de l'accès qui fuit eft fi manifefte,
ou l'invafion de l'accès qui commence
fi fenfible, qu'il eft impoffible, même
aux perfonnes qui ne font pas de l'art,
de s'y tromper ; & en général, la
chofe fera d'autant plus évidente, que
le nouvel accès rencontrera l'accès
précédent plus près de fa fin.

---

tence de la fievre intermittente ; mais nous nions
qu'elles fuffifent pour en donner la certitude. On
rencontre quelquefois de femblables urines dans le
cours des fievres manifeftement continues. Dire que
dès-lors ces fievres font intermittentes, ce feroit, à
notre avis, tomber dans cette erreur de raifonnement,
que les Philofophes appellent *pétition de principe*, ou
cercle vicieux. Or, cela même, nous pouvons, fans
pétition de principe, le dire de toutes les fievres qui
ont le caractere dont nous parlons dans notre texte ;
parce que ce caractere démontre évidemment l'invafion d'une nouvelle fievre ; & que ce retour d'invafion forme rigoureufement l'effence de la fievre intermittente.

LI. Mais dans tous les cas, pour que la fievre foit purement fubintrante, il faut que l'accès qui furvient trouve le précédent dans un état de déclinaifon décidée ; de forte que le Médecin puiffe juger raifonnablement que, fans ce nouvel accès, le précédent fe feroit terminé par une apyrexie parfaite. Or, ce jugement eft peut-être plus facile à porter dans la pratique, qu'à fixer dans la fpéculation. Ce qui nous guide, fera-t-il avoué par les grands Praticiens? Quand, dans la déclinaifon d'un accès, la diminution de la fievre eft jointe aux fignes d'un relâchement total, nous jugeons que l'état du malade tend à l'apyrexie, quelqu'éloigné qu'il puiffe en être encore : mais fi, dans la déclinaifon de l'accès, lors même que la fievre diminue, le pouls conferve de la petiteffe ou un peu de dureté, ou fi quelque fymptôme ne cede pas dans la même proportion que les autres ; nous jugeons que l'accès ne tend pas à l'apyrexie. Nous pouvons affurer que ce figne ne nous a trompés, qu'autant qu'il n'a pas été clairement apperçu ; nous voulons dire : que, lorfque nous n'avons pas pu douter de l'exiftence du figne dont nous parlons, l'événement ne l'a jamais démenti dans tous les cas où l'accès fuivant eft furvenu affez tard pour laiffer bien connoître l'iffue du précédent.

LII. La feconde combinaifon (N°. XLIV) qui donne à la fievre intermittente, une apparence plus forte encore de continue, c'eft l'obfcurciffement fucceffif du premier & du troifieme tems dans des accès fubintrans. Après avoir divifé ailleurs chaque accès fébrile en trois tem , nous avons remarqué, (N°. XXXIX) que chacun de ces trois tems domine quelquefois tellement fur les deux autres, qu'il

les

les abforbe en quelque forte , & qu'il
paroît occuper lui feul toute la durée
de l'accès. Or, il eft évident que,
lorfque la fievre eft intermittente manifefte , quel que foit celui des trois
tems qui domine fur les autres , la
chofe eft parfaitement indifférente au
diagnoftic, qui dans ce cas n'eft fondé
que fur l'apyrexie. Mais il en eft tout
autrement quand les accès s'engre-
nent en quelque façon les uns dans
les autres : alors, comme nous venons
de le dire (N°. XLVII & fuiv.), tout
le diagnoftic porte fur les fymptômes
qui annoncent un renouvellement
d'accès, & par conféquent fur les
fymptômes de l'accès qui décline,
rapprochés des fymptômes de celui
qui commence ; c'eft-à-dire , fur l'oppofition du troifieme tems de l'un ,
avec le premier tems de l'autre. Mais
fi par la nature de la maladie, le premier & le troifieme tems s'obfcur-

E

ciffent de plus en plus, le diagnoftic devient très-difficile; & c'eft ce qui arrive dans la fievre fubcontinue.

LIII. Le propre de cette efpece de fievre intermittente, c'eft de tendre à dégénérer en fievre continue : mais comme cette dégénération n'arrive que par degrés, c'eft dans la marche de la maladie qu'il faut en faifir le caractere. Quelquefois, nous pourrions même dire, le plus fouvent, elle eft dans fon origine, fievre intermittente manifefte; le prolongement des accès la rend bientôt fubintrante; le même principe qui prolonge les accès, fait que chaque nouvel accès furprend toujours le précédent moins près de fa fin ; & par-là il arrive, que d'un côté le tems de la déclinaifon s'éclipfe néceffairement, tandis que de l'autre celui de l'invafion fe fait toujours moins fentir, parce qu'il fe combine avec une agitation fébrile

plus foutenue : les mêmes caufes con-
tinuant d'agir, la ligne qui divife les
accès s'efface entierement ; & la fievre, qui étoit d'abord intermittente,
perdant chaque jour quelqu'un des
traits qui la caractérifent, dégénere
enfin abfolument, & devient une véritable fievre continue.

LIV. On nous objectera peut-être,
que dans le plan, fuivant lequel nous
avons entrepris de divifer les fievres
intermittentes, la fievre fubcontinue
ne méritoit point un rang à part. En
effet elle n'y trouve certainement plus
de place quand elle eft une fois de-
venue continue ; & jufqu'à ce qu'elle
le devienne, il paroît qu'elle n'eft
encore que fubintrante. A cela nous
nous contenterons de répondre, que
quand même l'objection feroit folide
fyftématiquement (18), elle ne laiffe-

_____

(18) Il s'en faut bien qu'elle le foit : la fievre fubintrante eft toujours reconnoiffable aux fignes que

roit pas que de l'être bien peu relativement à la pratique. Qu'on faffe de la fievre fubcontinue une divifion à part, ou qu'on en faffe une fubdivifion de la fubintrante, la chofe importe peu ; & ce n'eft pas la peine d'en difputer. Mais ce qui importe beaucoup, c'eft que l'on convienne

---

nous avons donnés (N°. XLIX); mais ces mêmes fignes ne fuffifent plus pour reconnoître la fubcontinue lorfqu'elle eft très-près de fa dégénération. Les fymptômes de l'invafion de l'accès font fi courts, fi foibles, qu'en les ifolant de la marche précédente de la maladie, ils feroient avec raifon regardés comme des fymptômes très-équivoques. La fievre eft pourtant encore intermittente ; & ces fymptômes quoique foibles, quoique courts, ne font nullement équivoques pour celui qui a étudié la maladie dès fon origine. Il y a donc cette différence entre la fubintrante & la fubcontinue, que la fubintrante eft reconnoiffable dans chacun de fes accès, au lieu qu'il arrive un tems où la fubcontinue n'eft reconnoiffable que par les accès qui ont précédé, quoiqu'alors & par ce moyen, elle foit reconnoiffable encore, & reconnoiffable certainement. Or cette différence nous paroît très-théorique.

que la tendance de cette fievre à devenir continue, forme un caractere essentiel au traitement ; & que par conséquent on ne sauroit reconnoître ce caractere, ni trop tôt, ni à des signes trop certains.

LV. Or, si nos observations ne nous trompent pas, il y a trois signes dont la réunion annonce de bonne heure, & très-certainement, qu'une fievre intermittente tend à devenir continue, & sans lesquels elle n'y tend jamais. Ces signes résultent de la comparaison des accès entr'eux ; & ils consistent en ce que dans chaque accès, relativement à celui qui le précede,

1°. La durée totale est plus grande, soit parce que l'accès est réellement plus long ; soit parce que celui qui vient après, n'attend pas la loi marquée par les retours précédens ; soit pour les deux causes réunies.

2°. Le second tems qui est celui de

l'état de l'accès, tems durant lequel l'agitation fébrile portée à son plus haut période n'acquiert plus rien, & ne perd encore rien fenfiblement, ce tems, dis-je, domine davantage fur les deux autres.

3°. Le premier & le troifieme tems, outre la diminution relative qu'ils préfentent étant comparés au fecond, éprouvent auffi une diminution réelle & abfolue, en ce que les fymptômes qui leur font propres s'affoibliffent, & quant à la durée, & quant à l'intenfité.

Ces trois fignes obfervés avec attention dans leurs progrès fuffiront toujours pour découvrir, non-feulement l'exiftence de la fievre fubcontinue, mais, ce qui eft tout auffi effentiel, le plus ou le moins de rapidité avec laquelle elle tend à la continue vraie.

LVI. Enfin la troifieme combi-

naifon (N°. XLIV), qui cache la
fievre intermittente fous l'apparence
de fievre continue, c'eft la complication réelle de ces deux maladies.
Rien n'empêche la poffibilité de cette
complication : car fi la fievre intermittente, de l'aveu de tous, peut fe
compliquer avec une intermittente
de la même efpece, comme dans la
double-tierce, la *double-quarte*, &c.
ou même avec une intermittente d'une
efpece différente, pourquoi ne fe com-
pliqueroit-elle pas également avec une
fievre continue ? Cette complication
a été reconnue, prefque de tous les
tems, dans l'hémitritée ; & l'on ne
conçoit pas pourquoi elle n'eft pas
reconnue également dans toutes les
maladies fébriles, qui préfentent tout
à la fois, ainfi que l'hémitritée, les
caracteres des fievres continues, &
les caracteres des fievres intermittentes, c'eft-à-dire dans les fievres

que l'on appelle indifféremment *ré-mittentes*, ou *exacerbantes*, & qui portent vulgairement le nom de *fievres avec redoublemens*.

LVII. Nous n'avons pas befoin d'avertir ici que, par *redoublement*, nous n'entendons pas toute efpece d'augmentation de fievre. Dans ce fens, toutes les fievres continues fe-roient rémittentes ; & il faut avouer en paffant, que dans la pratique on prodigue quelquefois cette qualifica-tion un peu trop légerement. Mais en parlant le véritable langage de l'art, on ne doit donner le nom de redou-blement, qu'à cette augmentation de fievre, qui

1°. S'annonce par un trouble fen-fible ;

2°. S'opere par degrés ;

3°. Se foutient un certain tems dans fa plus grande force ;

4°. S'affoiblit enfuite peu-à-peu ;

5°. Laiffe enfin le malade avec le même degré de fievre à-peu-près, qu'il avoit avant cet orage.

Il faut ou que l'on nous contefte la vérité de cette defcription, ou que l'on nous accorde que les redoublemens de toute fievre rémittente font marqués aux traits, qui caractérifent les accès de la fievre intermittente. Nous fommes donc autorifés à les regarder comme de véritables accès, qui, au lieu d'interrompre le cours d'une fanté apparente, interrompent le cours d'une maladie fébrile, dans laquelle ils s'enchâffent, (qu'on nous paffe cette expreffion) mais dont ils font jufqu'à un certain point indépendans.

LVIII. On n'exigera donc pas de nous, que nous cherchions un caractere particulier dans la fievre intermittente, compliquée de continue ; il fuffit de celui que nous avons donné à l'inter-

mittente fimple; ou pour mieux dire:
il fuffit que la fievre foit certainement
rémittente , pour que nous la décla-
rions expreffément continue mêlée
d'intermittente. Ne nous déguifons
pas que cette affertion pourra paroître
un peu hafardée , & tâchons de l'appuyer fur quelques preuves qui tiennent , non à des raifonnemens fubtils,
mais à des réflexions fimples & à des
obfervations journalieres.

LIX. D'abord commençons par lui
ôter la tache de la nouveauté : car en
cette matiere , comme en quelques
autres , le pire c'eft d'inventer. Nous
avons déjà dit (N°. LVI) que l'hémitritée , fievre très-décidément exa-
cerbante , eft regardée comme le réfultat d'une fievre continue , compliquée d'une double tierce ; & nous
avons infinué qu'il n'y avoit de là qu'un
pas à faire pour arriver à la conclufion
générale que nous en avons tirée. Le

célebre *Torti*, que nous aurons oc-
cafion de citer fouvent, a tiré la même
conclufion avant nous, & prefque avec
la même généralité (19). M. *Lieutaud*
dit que la fievre rémittente tient, en
quelque façon, le milieu entre l'intermittente & la continue; il va même
jufqu'à croire qu'elle s'approche plus
de la nature de l'intermittente que de
la nature de la continue (20). M. *de
Sauvages*, malgré la févérité avec laquelle il exclud de l'ordre des intermittentes, toutes les fievres qui n'ont
pas quelque intervalle de parfaite apyrexie, oui, M. *de Sauvages* ne trouve
cependant pas qu'on puiffe fe former
de la fievre rémittente, une idée plus

(19) Il fuffit pour s'en convaincre de confulter
l'ingénieux tableau des fievres qu'il a donné fous la
forme d'arbre.

(20) *Vocatur remittens (febris) quæ inter continuas
& intermittentes medium quafi locum tenet ; fed ad pof-
tremas propiùs accedere videtur.* (*Lieut.* de febr. rem.)

jufte & plus vraie, qu'en fuppofant
une fievre intermittente entée fur une
fievre continue ; il donne aux redoublemens, la même caufe qu'aux accès ;
& toutes fes divifions des fievres rémittentes , font abfolument calquées
fur les divifions analogues des fievres
intermittentes (21).

LX. Mais quand même cette façon
d'envifager la fuite des redoublemens,
feroit auffi nouvelle qu'elle l'eft peu,
elle n'en feroit pas moins exacte. Nous
atteftons ici l'expérience de tous les
Praticiens attentifs : Quelle eft, dans
le courant de l'année, la faifon des fievres rémittentes ? l'automne. Quelle eft
la conftitution manifefte de l'air, qui
les favorife davantage ? la conftitution
chaude & humide. Quels font les lieux

_____

(21) *Qui cognoverit caufam acceffionum in inter-*
mittentibus, & caufam febris continuæ, ambafque con-
junxerit, is caufam exacerbantium capiet. (Pathol.
method. claff. II. ord. 2.)

où elles. font endémiques? les lieux bas, marécageux. Quels font les fujets qu'elles attaquent plus facilement? ceux qui par leur tempérament, leur profeffion, ou le lieu de leur féjour, ont peu de reffort dans la fibre. Qu'on change à préfent toutes ces queftions; & au lieu de les rapporter aux fievres rémittentes, qu'on les rapporte aux fievres intermittentes : l'obfervation ne fournit-elle pas les mêmes réponfes?

LXI. Ajouterons-nous pour derniere preuve de cette identité de principes, que les fievres intermittentes, & les fievres rémittentes ne font jamais épidémiques féparément? que partout où les fievres intermittentes regnent, les fievres continues prennent prefque toujours le caractere de rémittentes? que quand les fievres intermittentes dégénerent en continues, elles dégénerent ordinairement en continues rémittentes; & qu'il n'y a parmi les fievres continues, que les rémittentes qui dégénerent en inter-mittentes ?

LXII. Mais quand on ignoreroit tout cela, il reste encore un fait, & un fait très-commun, qui, à notre avis, suffit pour démontrer évidemment que la fievre rémittente est réellement composée de deux maladies fébriles très-distinctes entr'elles, dont l'une est intermittente, & l'autre continue. Or ce fait, quel est le Praticien qui a pu ne pas l'observer? Qui n'a pas vu les deux fievres qui composent la rémittente, manifester leur indépendance par la différence de leur durée? Nous oserions presque demander : qui les a vues se terminer ensemble ? Le malade ne guérit peut-être jamais de ces deux fievres en même tems. Pour l'ordinaire, l'intermittente cede la premiere, & dès-lors la maladie, qui perd ses redouble-

mens, n'est plus qu'une fievre continue simple ; d'autres fois aussi, & sur-
tout dans certaines épidémies (telles
que celles qui ces années dernieres
ont ravagé nos environs) la fievre
continue est la premiere à céder,
& les redoublemens, devenus par-là
même isolés, ne présentent plus qu'une
vraie fievre intermittente, qui ne
change pas pour cela de nature ; mais
qui, de compliquée qu'elle étoit, devient simple.

LXIII. Nous croyons avoir poussé
jusqu'à la démonstration la preuve de
la vérité que nous avions entrepris
d'établir ; & dès-lors nous sommes
dispensés de chercher dans les symptômes qui accompagnent l'entrée ou
la sortie des redoublemens, les signes
qui pourroient nous apprendre si ces
redoublemens tiennent du caractere
de la fievre intermittente, ou non ;
puisque, après tout ce que nous ve-

nons de dire, il eſt évident que toute fievre continue, qui eſt reconnue pour avoir de vrais redoublemens, doit être reconnue par-là même, pour être compliquée d'une intermittente, dont ces redoublemens font les accès.

LXIV. Juſqu'ici nous n'avons conſidéré la fievre intermittente que relativement au diagnoſtic, en déterminant le caractere de cette maladie, ſinon avec plus de préciſion qu'on ne l'a fait juſqu'à préſent, du moins avec le plus de préciſion que nous avons pu : Pour achever de remplir l'objet du Programme, il nous reſte à conſidérer encore la fievre intermittente relativement à la partie principale du traitement, qui eſt l'adminiſtration du fébrifuge ; c'eſt-à-dire qu'il nous reſte à indiquer, par des ſignes non équivoques, les circonſtances, dans leſquelles les fébrifuges peuvent être employés avec avantage, & ſans danger pour les malades.   LXV.

LXV. Avant que d'entrer dans le fond de cette difcuffion intéreffante, il eft indifpenfable d'établir deux principes, fans lefquels il feroit inutile même de l'entamer.

Le premier de ces principes, c'eft qu'il y a réellement des fébrifuges, c'eft-à-dire des remedes avec lefquels le Médecin peut, prefque à fa volonté, fupprimer la fievre. Ce principe, qui eft dans le Programme une vérité de fuppofition, eft d'ailleurs une vérité de fait inconteftable. On a pu en douter jufqu'à la découverte du quinquina; mais depuis cette heureufe découverte, perfonne n'en doute plus. Les ennemis les plus décidés de ce remede n'ont point ofé lui difputer fa vertu fébrifuge. Difons plus : c'eft le degré éminent auquel le quinquina poffede cette vertu, qui a fourni à fes ennemis les principales armes avec lefquelles ils ont tâché de le combattre.

F

LXVI. Le fecond des principes
dont nous avons befoin, c'eft que les
fébrifuges n'ont d'action que contre
la fievre intermittente ; & ce principe,
qui dans le Programme eft également
fuppofé quoique moins expreffément
que le premier, eft d'ailleurs, ainfi
que le premier, une vérité de fait
nullement conteftée. On a pu en
douter lors de la découverte du quinquina : à cette époque, il étoit naturel qu'on effayât fon efficacité contre la fievre continue, & que le premier enthoufiafme qu'excita un remede fi étonnant, lui fît attribuer
quelques guérifons qu'il n'avoit pas
faites. Il étoit plus naturel encore que
des Médecins, d'ailleurs obfervateurs
exacts, mais qui ne reconnoiffoient
gueres d'autres fievres intermittentes,
que les intermittentes manifeftes,
ayent cru de bonne foi avoir guéri
avec le quinquina des fievres conti-

nûes, tandis qu'ils n'avoient effecti-
vement guéri que des intermittentes
fubintrantes, fubcontinues, &c. Quoi
qu'il en foit, on ne difpute plus là-
deffus; les plus zélés partifans du
quinquina ont avoué fon inefficacité
dans les fievres continues; & qui voudroit aujourd'hui foutenir le contraire
auroit contre lui l'expérience de tous
les pays & de tous les jours.

LXVII. Il eft vrai que quelques
Praticiens d'un mérite diftingué l'emploient, même avec profufion, dans
les fievres malignes. Mais fans obferver ici que la plupart des fievres malignes, furtout épidémiques, font du
genre des fievres rémittentes, & par
conféquent mêlées d'intermittentes,
nous nous contenterons de dire en
général, que fi le quinquina convient
quelquefois dans les fievres continues
proprement dites, ce n'eft point
comme fébrifuge. La preuve en eft

fimple , puifque par le fait il ne les
fupprime point. Or cela fuffit pour
concilier la pratique même des Médecins qui l'emploient dans ce cas,
avec la généralité de notre principe
(LXVI).

LXVIII. Cette vérité eft fans con-
tredit généralement reconnue ; mais
il nous femble qu'on n'en a pas tiré
une conféquence, qui cependant nous
paroît en découler bien naturellement:
fi les fébrifuges n'ont d'action que
contre la fievre intermittente , les fébrifuges n'agiffent donc que prophylactiquement. En effet , chaque accès
d'une fievre intermittente pris à part,
eft en lui-même une fievre continue.
La même raifon, quelle qu'elle foit,
qui fouftrait la fievre continue à l'action du fébrifuge, doit lui fouftraire
auffi l'accès des intermittentes, quand
cet accès eft une fois établi, & par
conféquent borner fon efficacité à

[85]

l'accès futur, c'eſt-à-dire à prévenir la fievre & non à la guérir. Or (qu'on nous pardonne cette réflexion étrangere à notre ſujet) a-t-on bien examiné, ſi ſous le même point de vue, le fébrifuge n'agiroit pas auſſi bien contre la fievre continue future, que contre l'accès futur de l'intermittente? & la méthode de tant de bons Praticiens, qui terminent les convaleſcences des fievres continues par l'uſage du quinquina, n'auroit-elle pas l'avantage, quoiqu'inconnu encore, de prévenir ſpécifiquement les rechutes?

LXIX. Ces deux principes (Nᵒˢ. LXV & LXVI) une fois établis, la premiere queſtion qui ſe préſente à décider pour mettre dans tout ſon jour la matiere que nous traitons, c'eſt de ſavoir ſi les fébrifuges, qui, comme nous venons de le dire, ne peuvent avoir d'action que contre la fievre intermittente, ont une action

F iij

fûré contre toute fievre intermittente. Car s'il y a quelque efpece d'intermittentes contre laquelle ils ne puiffent rien, leur adminiftration dans ces cas, fera par-là même démontrée inutile.

LXX. Or, quel eft le Médecin, qui n'a pas rencontré des fievres intermittentes, &, pour prévenir ici toute difficulté, des fievres intermittentes manifeftes, rebelles à tous les fébrifuges connus? la fievre quotidienne qui accompagne ordinairement les fuppurations internes, furtout la fuppuration du poumon, fe montre fouvent fous la forme d'intermittente manifefte, avant de fe joindre à la lente continue, qui la change en rémittente amphimérine; obéit-elle au fébrifuge, lors même que les fueurs abondantes du matin terminent parfaitement l'accès, qui avoit commencé la veille, par un friffon décidé? Les

fievres intermittentes qui dépendent
du virus fcorbutique , vénérien, &c.
cedent-elles aux fébrifuges ? les fébrifuges ont-ils une action remarquable
contre les fievres intermittentes ac-
compagnées de quelque obftruction
confidérable dans les vifceres du bas-
ventre , d'une cachexie avancée , d'un
afcite formé ? A toutes ces queftions
on peut répondre en général que non.
Et fi cette réponfe eft vraie par rapport aux fievres intermittentes manifeftes ; combien elle l'eft plus encore,
quand il s'agit des fievres intermittentes obfcures , & furtout des intermittentes compliquées avec les continues !

LXXI. Convenons pourtant que
cette vérité n'eft pas fi générale ,
qu'elle ne fouffre beaucoup d'exceptions ; & c'eft précifément de ces exceptions , que naît toute l'obfcurité
de cette matiere. Intimidés par quel-

ques exemples malheureux, ne tentera-t-on jamais les fébrifuges dans
les cas que nous venons d'expofer ?
ou bien enhardis par quelques fuccès
avérés, les tentera-t-on toujours ?
Parmi cette foule nombreufe de fievres, qui rendent l'effet des fébrifuges
comme équivoque, n'y a-t-il donc
aucun caractere qui diftingue celles où
ils doivent réuffir, d'avec celles où ils
doivent échouer ? & où trouverons-
nous la loi précife & générale qui fou-
met, ou qui fouftrait la fievre intermittente à l'activité des fébrifuges ?

LXXII. Nous la trouverons dans
le rapport de dépendance qui peut
exifter entre la fievre intermittente,
& la maladie qui l'accompagne : de
forte que la fievre intermittente, qui
dépendra de cette maladie comme de
fon principe, réfiftera au fébrifuge,
tandis que celle, qui fera elle-même
le principe de la maladie qui l'accom-

pagne , fe laiffera toujours dompter.
Cette loi explique fuffifamment comment il arrive que de deux fievres intermittentes , jointes toutes les deux
à quelque obftruction confidérable
dans les vifceres du bas-ventre , à un
dépériffement général , &c. l'on attaque l'une avec fuccès par les fébrifuges , & l'on ne fait, avec le même
fecours , que de vains efforts contre
l'autre. Servons-nous des termes de
l'école ; nulle part peut-être ils n'ont
une fignification auffi importante : fi
nous appliquons à la fievre intermittente la diftinction commune prefque
à toutes les maladies , & que nous la
divifions en *effentielle* & *fymptomatique*, nous aurons dans cette divifion,
les vraies limites de l'utilité des fébrifuges. Car on peut affurer que , autant ils font efficaces dans toutes les
intermittentes effentielles , autant ils
deviennent inutiles dans toutes les
intermittentes fymptomatiques.

LXXIII. Il ne nous refte donc à cet égard, qu'à déterminer les fignes, qui entre deux fievres intermittentes, compliquées l'une & l'autre de la même maladie, diftinguent l'intermittente fymptomatique, de l'intermittente ef-fentielle; ou, ce qui revient au même, les fignes qui, entre deux malades dont l'état actuel & apparent eft le même, font reconnoître que la fievre intermittente eft effentielle chez l'un, & fymptomatique chez l'autre. Peut-être aurions-nous droit de nous en référer pour cet objet aux préceptes généraux de la Pathologie; car nous ne connoiffons aucune regle qui con-vienne privativement aux fievres inter-mittentes, confidérées fous le rap-port de fymptôme ou de principe, & qui ne leur foit commune avec toutes les autres maladies confidérées fous le même rapport.

LXXIV. Cependant puifque *Galien*

a rapproché cette regle de notre sujet,
en ne l'appliquant qu'aux maladies fébriles, nous la rapporterons telle qu'il
la donne & nous l'adopterons ; parce
qu'en effet, quoique la regle soit imparfaite, elle est encore la plus claire
& la plus sûre qu'on puisse établir.
Nos anciens, dit *Galien*, n'appelloient
fébricitans, que les malades, qui, avec
la fievre, n'avoient aucune affection
grave dans aucun organe principal :
car pour ceux qui avoient la fievre en
conséquence d'une semblable affection, ils les appelloient *pleurétiques*,
péripneumoniques, &c. selon que la
partie affectée étoit la plevre, le poumon, &c. Cette regle concentrée
dans notre sujet, est sûre en tant qu'on
en peut déduire, qu'une fievre intermittente est toujours essentielle, quand
elle n'a été précédée d'aucune maladie capable de la produire : mais la
même regle perd beaucoup de sa

force, fi l'on en veut conclure, que
toute fievre intermittente qui furvient
à une maladie capable de la produire,
eft par-là même intermittente fymptomatique.

LXXV. La co-exiftence de deux
maladies, ne prouve point leur dépendance mutuelle. L'obftruction des
vifceres, la cachexie, les fuppurations
internes, le vice vénérien, &c., quoique très-capables de produire, & très-
propres à fomenter une fievre intermittente, ne mettent pas à l'abri de
l'impreffion des caufes, qui procurent
la fievre intermittente à un fujet d'ailleurs très-fain. Ces mêmes caufes
agiffant fur le fujet déjà malade, doivent avoir le même effet; & la fievre
intermittente qui en réfultera fera effentielle, parce que, quoiqu'elle fur-
vienne à des maladies dont elle pourroit dépendre comme de fon principe,
cependant, dans le fait, elle n'en dé-

pend pas. La préexiftence de ces maladies, furtout des obftructions invétérées, des fuppurations internes, & de la cachexie, fera donc un motif grave de foupçonner que la fievre intermittente, qui furvient dans leur cours, eft une intermittente fymptomatique; ce foupçon acquerra d'autant plus de probabilité que le malade aura été moins expofé à l'action des caufes accidentelles qui peuvent procurer une fievre intermittente : mais il ne paroît pas poffible dans un très-grand nombre de cas, que, par la feule combinaifon des fymptômes, ou, comme difent les Philofophes, *à priori*, cette probabilité s'éleve jamais jufqu'au degré de la certitude.

LXXVI. Il n'y a bien fouvent que l'adminiftration même du fébrifuge, dont les effets étudiés avec foin, éclairent fuffifamment fur le principe qui

entretient la fievre intermittente (22).
Nous difons : les effets étudiés avec
foin ; car il y a ici deux écueils contre
lefquels il eft facile de donner.

Premierement, de ce que l'adminiftration du fébrifuge arrête d'abord
les accès d'une fievre intermittente,
conclure directement que c'eft une
intermittente effentielle ; c'eft fe tromper. La vertu des fébrifuges, que nous
employons aujourd'hui eft fi puiffante;
leur oppofition avec la fievre intermittente, eft fi extrême, que, à la

---

(22) Les fébrifuges ont cela de commun avec
tous les autres fpécifiques. Dans le doute raifonnable
fi une maladie eft entretenue par le virus vénérien,
fcorbutique, &c., l'effet que produit fur elle l'adminiftration des anti-vénériens, des anti-fcorbutiques,
&c., eft la véritable pierre de touche, qui décide la
queftion. Parlons plus généralement : une maladie,
quelle qu'elle foit, eft toujours fymptomatique, lorfqu'elle fe montre intraitable aux fecours qui pour
l'ordinaire la guériffent. C'eft la regle qui conduit
tous les bons praticiens ; & cette regle ne trompe pas.

premiere attaque, ils femblent toujours triompher de cette maladie,
quel que foit fon foyer, & à quelque
principe qu'elle tienne. Les fievres
intermittentes, auxquelles la fuite de
leur cours attache le plus clairement
le caractere de fymptomatiques, fe
laiffent ordinairement fubjuguer par
les premieres dofes du fébrifuge :
c'eft ce que nous avons fouvent obfervé ; nous ne fommes ni les feuls,
ni les premiers, qui ayons fait cette
remarque. Le célebre *Torti* avoue
qu'il a plufieurs fois traité par les
fébrifuges la fievre périodique quotidienne des phthifiques ; & il affure
que toujours le malade a été fenfiblement foulagé durant quelques jours,
& que, quelquefois même, la fievre
périodique a été manifeftement fup-
primée (23). *Mais*, ajoute-t-il, *la*

_____

(23) *Fateor me, pluribus tabidis nondum confump-
tis, &, præter quotidianas, febris putridæ dicta, pe-*

*maladie reprenant le deſſus ne tardoit
pas à reparoître* ; & il ſemble par-là
donner ce retour pour une preuve
que la fievre, quoique domptée par le
fébrifuge, étoit pourtant ſymptomatique.

LXXVII. Or c'eſt préciſément là
le ſecond écueil qu'il faut éviter. Car,
de ce que les accès d'une fievre intermittente reparoiſſent après avoir
été ſupprimés par le fébrifuge, conclure directement que cette intermittente eſt ſymptomatique ; c'eſt ſe
tromper encore. Ici on nous diſpen-

_____

*riodos valdè conſpicuas , vix tantillum febris , habi-
tualis appellatæ , tempore remiſſionis habentibus , corticem obtuliſſe ... ut ipſas nimium increbreſcentes periodos
inhiberem. At , licet ex uſu remedii aliquod ſenſibile
ʝevamen ad aliquot dies obſervarim , cum manifeſtâ
etiàm quandoque (non tamen ſemper) exacerbationum
conſuetarum interceptione ; attamen morbus paulò poſt ,
vires reſumens , curſum ſuum jugiter proſequebatur ,
uſque ad interitum ægrotantis.* (Therap. Spec. lib. V.
cap. 2.)

fera

fera fans doute de la preuve; Elle n'eſt malheureuſement que trop fenſible dans les rechutes fréquentes, aux-quelles toute eſpece de fievre inter-mittente eſt ſujette par elle-même. Rechutes ſi communes, qu'elles au-roient ſuffi avec raiſon, pour décrier le plus ſûr des fébrifuges, ſi l'expé-rience n'avoit pas appris depuis long-tems, que les malades y ſont égale-ment ſujets par quelque voie qu'ils ayent été guéris, fût-ce par les ſeules forces de la nature.

LXXVIII. Chacune des deux er-reurs que nous venons d'indiquer, expoſe le Médecin à des fautes bien graves. La premiere l'expoſe à acca-bler le malade d'un remede au moins inutile; la ſeconde l'expoſe à priver le malade d'un remede néceſſaire. ais, nous dira-t-on, quelle eſpece jour l'adminiſtration du fébrifuge eut-il donc jeter ſur la nature d'une

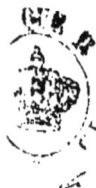

G

fievre intermittente, fi la ceffation des accès ne prouve point qu'elle foit effentielle, ni leur retour qu'elle foit fymptomatique ? & en fuppofant une intermittente dont on veuille éclaircir la nature par la voie des fébrifuges ; fi après leur adminiftration elle a été d'abord fufpendue & qu'enfuite elle reparoiffe ; à quels fignes la jugera-t-on effentielle ou fymptomatique ? Voilà, fi nous ne nous trompons pas, la difficulté dans toute fa force : & il faut avouer que, réduite à ces termes, elle a été, ou peu connue, ou conftamment évitée. Ne la fuyons point : &, dans la maniére même dont le fébrifuge agit, effayons de trouver des fignes, qui dévoilent clairement le caractere de la fievre fur laquelle il agit.

LXXIX. Nous croyons qu'un Médecin attentif les trouvera toujours, ces fignes non équivoques, & dans

la nature du relâche que le fébrifuge
procure au malade ; & dans la nature
de la rechute ; & furtout dans la nature de la maladie après la rechute ;
car

1°. Le relâche que le fébrifuge
procure dans une fievre intermittente
effentielle, eft toujours prompt, entier & a toujours au moins un apparence de folidité : dans la fievre fymptomatique au contraire, le fébrifuge
a une action évidemment plus lente,
plus imparfaite & moins durable. Il
faut, ou le donner à de plus grandes
dofes, ou s'attendre à ne pas fupprimer entierement les accès ; & lors
même qu'ils femblent le mieux éteints,
ils ne tardent pas à reparoître.

2°. Dans la fievre effentielle les
accès reparoiffent auffi quelquefois ;
mais, outre que, comme nous venons de le dire, ils reparoiffent plus
tard ; ils ne reparoiffent prefque ja-

mais avant qu'on ait abandonné le fébrifuge; & toujours ils reparoissent sous une forme plus douce, c'est-à-dire, ou avec moins de symptômes, ou avec des symptômes moins graves, ou avec une durée plus courte, ou avec des intervalles plus francs & plus longs. Dans la fievre symptomatique au contraire, non-seulement les accès reviennent plutôt, mais ils reviennent durant l'usage même du fébrifuge; &, ce qui est ici capital, ils reviennent avec le même appareil qu'ils avoient auparavant, ou, s'il y a quelque changement, il est ordinairement en mal.

3°. Enfin, & ce dernier signe nous osons le donner pour infaillible, après la rechute, l'intermittente essentielle obéit au fébrifuge plus facilement qu'elle n'avoit fait d'abord; au lieu que la symptomatique est manifestement plus rebelle qu'elle n'étoit; de sorte que si l'on s'obstine à employer

contre elle les fébrifuges , bientôt ils
n'ont pas même d'effet fenfible.

LXXX. En rapprochant tous les
fignes que nous venons de détailler, ne
pourroit-on pas en former une loi générale? & dire : que l'activité des fébrifuges va toujours en croiffant contre la
fievre intermittente effentielle ; & toujours en décroiffant contre la fievre
intermittente fymptomatique ? Cette
regle , comme on le voit, fournit par
elle-même un figne univerfel & non
équivoque , pour juger promptement
& furement, par l'adminiftration même du fébrifuge , s'il peut répondre
à nos vues , ou s'il doit les tromper.
Or puifque l'expérience nous apprend
que le fébrifuge a toujours contre la
fievre intermittente un effet propor-
portionné à la dofe à laquelle on le
donne (24) , on comprend encore

_____

(24) Nous favons que quelques Médecins font
dans l'opinion, qu'en attaquant la fievre intermit-

qu'en diminuant cette dofe on peut
toujours effayer & étudier la marche
de fon activité , & par-là même le
degré de fon utilité.

LXXXI. Nous n'avons pas la préfomption de vouloir régler la pratique
de perfonne fur la nôtre : mais il y a
long-tems que les réflexions que nous
venons d'expofer , nous ont conduits
à cette méthode , qu'on pourroit appeller une méthode d'effai dans les
cas douteux. Nous donnons le fébrifuge (ordinairement en décoction) à
petites dofes, telles pourtant, qu'elles
fuffifent pour affoiblir au moins les

tente par une dofe de fébrifuge infuffifante pour la
dompter, on s'expofe à ce que le fébrifuge ne pro-
duife aucune efpece d'effet. Mais ce fentiment, in-
foutenable dans la théorie, eft journellement démenti
par l'expérience ; & quiconque voudra obferver les
faits de bonne foi, s'appercevra que l'action du fébrifuge n'eft point indivifible ; & que, ici comme
partout ailleurs, l'éffet fe proportionne à l'intenfité
de la caufe.

accès. Si au bout de deux ou trois jours
il n'opere aucune efpece de changement, nous l'abandonnons. S'il opere
un changement en bien , pour léger
qu'il foit, nous continuons l'ufage du
remede ; fi ce changement fe foutient,
nous augmentons la dofe ; & en fuivant toujours la même loi : la ftabilité
du bon effet déjà produit , devient le
motif d'appuyer fur le fecours; comme
nous fommes clairement avertis de le
fupprimer quand la maladie revient
fur fes pas. Qu'on n'imagine pas que
cet effai foit long à faire ! Quand on
étudie la maladie de près, très-peu
de jours fuffifent pour apprécier folidement le rapport du fébrifuge à la
fievre. Du refte nous pouvons affurer
que par cette méthode nous avons
quelquefois reconnu pour effentielles,
& par conféquent guéri, des fievres
intermittentes, que prefque tout nous
portoit à regarder comme fympto-

G iv

[104]

matiques; & nous pouvons assurer aussi que dans les cas contraires, nous n'avons jamais remarqué qu'il résultât de notre méthode, aucun inconvénient pour le malade (25).

LXXXII. L'efficacité des fébrifuges une fois assurée & restreinte aux fievres intermittentes essentielles, la question principale change absolument de face, & se réduit à demander : s'il est utile & sans danger de guérir toutes les fievres intermittentes que l'on peut guérir en effet? s'il est indifférent de les guérir dans toutes les périodes de leur cours? &, dans la supposition qu'il y ait des exceptions à faire, & des tems à choisir,

(25) C'est ce qu'il ne paroît pas que l'on puisse dire de la méthode de ceux qui commencent par décider la nature de la fievre, & qui l'attaquent avec les plus grandes forces du fébrifuge. Car alors, s'ils se trompent, le fébrifuge n'est pas seulement inutile; il est ordinairement nuisible.

quels signes l'indiqueront au Médecin, & l'éclaireront dans l'adminiftration des fébrifuges ?

LXXXIII. Nous pourrions entre-
prendre de répondre directement à
ces queftions. Mais pour que nos réponfes fuffent applicables à tous les
cas, nous ferions obligés de nous
tenir dans une généralité d'expreffions,
qui, malgré nous, nous rendroit peut-
être obfcurs, & ne laifferoit point
affez appercevoir les détails. Pour
être plus clairs, nous profiterons des
fondemens que nous avons jetés dans
notre premiere partie ; & en pour-
fuivant les différentes branches de la
divifion que nous y avons établie,
nous les parcourrons relativement à
l'indication du fpécifique, comme
nous les avons parcourues relativement au diagnoftic de la maladie.

LXXXIV. Et d'abord, demander
s'il y a des fievres intermittentes que

l'on ne doive pas guérir quoiqu'on puiſſe les guérir, c'eſt demander s'il y a des fievres intermittentes, qui par elles-mêmes ſoient ſalutaires. Or, qu'y a-t-il de plus propre à nous faciliter cette recherche, que la premiere diviſion que nous avons faite de la fievre intermittente (Nº. XXVI), en intermittente manifeſte, & intermittente obſcure. Car la premiere condition d'une maladie ſalutaire, étant ſans doute, de ne renfermer aucun danger, & l'intermittente obſcure étant ſouvent très-dangereuſe, comme nous le verrons bientôt; tandis que l'intermittente manifeſte ne l'eſt jamais (26); il eſt évident que s'il y a quel-

---

(26) *Hyppocrate* l'a dit : *Si quocumque modo intermiſerit, periculo vacat.* Cet aphoriſme qui coûteroit la vie à tant de malades, ſi on s'obſtinoit à l'appliquer à toute eſpece de fievres intermittentes, & que, en conſéquence de cette erreur, on ne regardât plus comme intermittente une fievre par-là même qu'elle

qu'efpece d'intermittente falutaire ;
on doit la chercher parmi les intermittentes manifeftes. Mais, même
parmi les intermittentes manifeftes,
y en a-t-il qui foient en effet falutaires?
Oui, fans doute ; & pourquoi refufe-
rions-nous aux fievres intermittentes,
un avantage, que les Médecins accordent par un fuffrage prefque unanime,
à la fievre en général ?

---

préfente quelque danger : cet aphorifme, dis-je, ap-
pliqué à la fievre intermittente que nous appellons
intermittente manifefte, eft exactement vrai. Toutes les
obfervations atteftent que, au moment où la fievre
intermittente devient dangereufe, elle devient auffi,
ou *fubintrante*, ou *fubcontinue*, ou *remittente* ; c'eft-
à-dire, qu'elle paffe, de la claffe des intermittentes
manifeftes, dans la claffe des intermittentes obfcures,
quoique pour cela elle ne perde pas fon caractere
d'intermittente, comme nous l'avons prouvé dans la
premiere partie. Du refte il eft facile de fentir que
le fens que nous donnons à l'aphorifme d'*Hyppocrate*
eft le vrai fens de l'Auteur, puifque, long-tems encore
après lui, l'on n'a donné le nom de fievres intermittentes, qu'à nos intermittentes manifeftes.

LXXXV. L'agitation fébrile eſt viſiblement un effort de la nature, par
le moyen duquel elle triomphe ſouvent, non-ſeulement de ce qui oc-
caſionne immédiatement cet effort,
mais encore d'autres principes ennemis de la vie; principes, qui ſous
l'emploi ordinaire des forces de la
nature s'accumuloient lentement, &
comme ſans obſtacle. Et voilà pourquoi tant de maladies chroniques trouvent leur véritable remede, dans une
maladie aiguë; voilà pourquoi tant de
tempéramens foibles & délicats ſont
en quelque ſorte réformés & fortifiés
par le travail pénible d'une fievre ora-
geuſe, &c. (27). Or, puiſqu'il eſt

_____

(27) Je demandois un jour à un de mes amis comment il ſe portoit. *J'ai beſoin*, me répondit-il froide-
ment, *de huit jours de fievre.* Cette réponſe nous diſ-
penſe d'ajouter que c'étoit un Médecin & un Médecin
bien ſage & bien éclairé. Falloit-il que cet homme en
abandonnant trop tôt l'exercice de ſa profeſſion, privât
les malades de ſes ſecours & l'art de ſes lumieres!

évident que ces heureuſes révolutions, quand elles arrivent, ſont le fruit de cet excès de mouvement vital qui conſtitue proprement la fievre ; pourquoi ne pourroient-elles pas appartenir à la fievre intermittente, comme à la fievre continue ?

LXXXVI. Auſſi lui appartiennent-elles quelquefois : *Hyppocrate* nous a dit en pluſieurs endroits de ſes ouvrages, que la fievre quarte guériſſoit l'épilepſie ; tous les ennemis du quinquina lui ont reproché avec quelque apparence plauſible de raiſon, qu'il prive le malade du bénéfice de la coction fébrile ; & tous les partiſans de ce remede lui ont peut-être attribué trop légerement, de renforcer la conſtitution des malades dont il guérit la fievre ; car il eſt très-probable, quant à cet avantage ultérieur, que la fievre elle-même y concourt ſouvent, autant que le fébrifuge.

LXXXVII. Il eft inutile de remarquer que dans tous les cas, où l'on peut attendre de la fermentation fébrile, quelque bienfait femblable, les fébrifuges font déplacés, quoiqu'efficaces : ils font même d'autant plus déplacés, qu'ils font plus efficaces, puifque dans de pareilles circonftances, l'inconvénient naîtroit de la fuppreffion même de la fievre. Mais à quels fignes non équivoques diftinguera-t-on ces fievres utiles, d'avec celles qui ne fauroient l'être ? Ici il ne faut point perdre de vue, que l'efpece d'utilité dont nous parlons fe rapporte effentiellement à un état morbifique étranger à la fievre intermittente, & relativement auquel la fievre fait fonction de remede. C'eft donc dans l'état du malade, tel qu'étoit cet état antérieurement à la fievre, ou du moins tel qu'il eft indépendamment d'elle, que le Médecin doit chercher les regles

fûres du jugement, qui pourra lui faire
regarder la fievre comme un remede
capable de devenir utile.

LXXXVIII. Il la jugera telle, &
s'abftiendra par conféquent des fébrifuges :

1°. Quand le malade eft fujet à des
maladies récurrentes comme l'afthme,
la colique, la goutte, &c.; furtout fi
la fievre intermittente qui l'afflige,
fufpend vifiblement les accès de ces
maladies, comme *Hyppocrate* l'a dit
de l'épilepfie.

2°. Quand le malade eft attaqué
d'une affection chronique humorale,
comme font les divers écoulemens,
les hémorroïdes, les éruptions cuta-
nées, les fluxions fréquentes, &c.;
furtout fi l'invafion de la fievre intermittente a fufpendu le cours de ces
maladies, comme il arrive fouvent à
la gale & aux dartres ; parce qu'alors

la fievre eft par rapport à ces dépu-
rations, au moins un fupplément
prefque néceffaire.

3°. Quand le malade, par le vice
de fa conftitution naturelle, ou par
celui des circonftances de fon régime,
fe trouve actuellement furchargé d'une
maffe de liqueurs mal élaborées, qui
le menacent plus ou moins prochainement de la cacochymie & de fes
fuites ; furtout fi l'expérience lui a
déjà appris, qu'il n'échappe à ce danger qu'au prix d'une révolution morbifique un peu grave.

4°. Quand la fievre intermittente
naît compliquée d'une maladie, dont
elle peut faciliter l'heureufe terminaifon ; furtout fi cette maladie eft du
genre de celles dont il feroit dangereux de fufpendre la marche, comme
la petite vérole, par exemple, qui,
fous les yeux de *Veftherof*, eut pour
fievre

fievre éruptive une vraie fievre intermittente (28).

LXXXIX. On voit que dans toutes
ces suppositions, la coction & la sécrétion, qui font le produit de chaque
accès de la fievre intermittente, peuvent s'étendre au-delà du ferment fébrile proprement dit, & produire,
quoiqu'accidentellement, la coction

---

(28) Il est vrai que l'illustre *de Haen* qui rapporte
cette observation de *Vestherof* (Rat. med. pars II. c. 6.)
ajoute que le quinquina procura une petite vérole
très-benigne; mais il est visible qu'il fut donné comme
anti-putride & non comme fébrifuge. Du reste le cas
de notre quatrieme loi se rencontre rarement; il se
rencontre pourtant. *Torti* (lib. V. cap. 2.) a vu une
pleurésie compliquée d'une fievre double tierce manifeste. Ces cas doivent être soigneusement distingués
de quelques autres, dans lesquels des taches, des
exanthemes, des douleurs pleurétiques, &c. ne se
montrent que durant l'accès. Ce ne font alors que des
symptômes de la fievre intermittente qui ne contre-
indiquent point le fébrifuge. Faute de cette distinction,
on sera facilement induit en erreur, par la diversité
des observations & de la pratique des meilleurs Auteurs.

& la fécrétion d'une autre matiere morbifique ; & cette condition nous paroît rigoureufement néceffaire, pour qu'une fievre intermittente puiffe être appellée dépurative. Toutes les fois que la dépuration fe bornera au principe même de l'accès ; ou , ce qui revient au même, toutes les fois que l'état du malade, confidéré indépendamment de la fievre intermittente qui l'afflige, ne préfentera rien à quoi le mouvement fébrile puiffe être utile, nous prononçons hardiment que la fievre intermittente, pour bénigne qu'elle foit, doit être attaquée par les fébrifuges.

XC. Nous favons que cette affertion s'écarte du fentiment de quelques Auteurs refpectables. Si nous pouvions être entraînés par l'autorité, nous le ferions certainement par celle de *Sydenham* & de *Torti*. Celui-ci en particulier, ne veut point qu'on re-

coure au fébrifuge , tant que les accès
font bien féparés entr'eux , que les
fymptômes n'en font pas graves , &
que le malade n'en eft pas beaucoup
fatigué. Mais en vérité , plus nous
étudions les écrits de ce grand homme,
moins nous trouvons fon opinion à
cet égard, folidement fondée. Craint-
il quelque chofe de la part des fébrifuges ? Non. Craint-il quelque chofe
de la part du ferment fébrile , dont
on empêche le développement fucceffif? Non.

XCI. Mais la maladie , dit-il, eft
fans danger. Comment un efprit auffi
éclairé a-t-il pu penfer, que la fimple
bénignité d'une maladie , étoit une
raifon de ne pas guérir cette maladie
quand on le pouvoit ? Mais , ajoute-
t-il, la dépuration qui fe fait à chaque
accès , peut prévenir d'autres maux.
La chofe eft poffible, nous en convenons ; mais on conviendra auffi que

pour la même raifon il faudroit, quand
on fe porte bien, tâcher de fe procurer la fievre intermittente ; car nous
ne voyons pas de différence, entre la
chercher quand on ne l'a pas & ne
pas s'en défaire quand on le peut.
Ne diffimulons cependant pas, à la
gloire de cet homme célebre, qu'en
parlant de la pratique contraire à fon
fentiment, il ne la condamne point.
Cette pratique eft aujourd'hui , &
avec raifon la plus généralement fui-
vie ; & ceux même qui ont le moins
de confiance aux fébrifuges, en reconnoiffent l'utilité dans les fievres
intermittentes manifeftes non dépu-
ratives.

XCII. Du refte le même principe
qui nous fait déclarer les fébrifuges
utiles dans cette efpece d'intermittentes, nous force à déclarer ces
mêmes fébrifuges utiles dans tous les
tems de la maladie indifféremment.

Cette affertion n'eft qu'une conféquence néceffaire de l'affertion précédente. Car s'il eft vrai qu'il ne faut
pas garder une maladie inutile, quand
on peut la guérir; il eft également
vrai qu'il ne faut pas la guérir plus
tard, quand on peut la guérir plutôt:
& toutes les raifons, par lefquelles on
voudroit effayer de prouver, qu'il eft
bon de ne pas arrêter une fievre intermittente dans fes commencemens,
tendront néceffairement à prouver,
qu'il eft bon de ne l'arrêter jamais
(29).

---

(29) Ces raifons ne peuvent être tirées que de
la deftruction du ferment fébrile, qui fe fait à chaque
accès, & qui diminue d'autant la maffe totale de
principe de la maladie. Mais fi le fébrifuge ne fupplée
pas fuffifamment à cette deftruction ; fi, en fupprimant
l'accès, il ne rend pas inutile l'accès qu'il fupprime,
il eft évident, que plus on attendra pour adminiftrer
le fébrifuge, mieux on fera; & qu'on fera mieux
encore, fi on ne l'adminiftre jamais. Affurer que le

XCIII. Voudra-t-on retourner contre nous cette maniere de raifonner; & nous demandera-t-on, s'il faut donc arrêter les fievres dont nous parlons, au moment qu'on les connoît pour telles ? Nous répondrons avec affurance que oui ; & nous ajouterons qu'indépendamment de toutes les autorités qu'il nous feroit facile d'alléguer, telle a été conftamment la pratique des Maîtres fous qui nous nous fommes formés ; telle eft la pratique de nos illuftres Collegues ; telle a toujours été la nôtre. Sur quoi nous

fébrifuge eft abfolument innocent ; affurer que par l'action du fébrifuge, la maffe du ferment, qui auroit produit les accès qui font fupprimés, devient incapable de nuire ; & après cette double affertion, ajouter que pour adminiftrer le fébrifuge, il eft bon d'attendre qu'une partie de la maffe du ferment fébrile foit détruite : nous l'avouons ; cela nous a toujours paru, & nous paroîtra toujours une contradiction inexplicable.

avouerons avec simplicité, que nous avons eu à nous repentir quelquefois d'avoir administré le fébrifuge trop tard, sans avoir eu occasion encore d'avoir aucune espece de regret pour l'avoir administré trop tôt.

XCIV. Quand nous disons qu'on ne sauroit administrer le fébrifuge trop tôt, nous supposons qu'il n'y a rien de la part du malade, qui puisse en empêcher, ou en ralentir l'action ; & ceci exige quelquefois, qu'on fasse précéder d'autres remedes, comme la saignée, les purgatifs, les émétiques, &c. Mais une considération essentielle, c'est que l'indication de ces secours doit être tirée de l'état du malade tel qu'il est dans l'intervalle des accès ; & non de la nature de la maladie, telle qu'on peut la juger durant l'accès. Ces secours ne doivent point être employés dans la vue de guérir, ni même d'affoiblir la fievre

intermittente (30) ; mais feulement
dans la vue de préparer les voies au
fébrifuge, comme l'on faigne & l'on
purge pour faciliter l'action des inci-
fifs, des anti-vénériens, &c.; de forte
que, fi l'on peut préfumer que les premieres voies foient affez libres, les
fibres affez affouplies, les vaiffeaux
affez défemplis, pour recevoir, tranf-
mettre & conferver l'impreffion du
fébrifuge, toute préparation ultérieure
eft fuperflue.

XCV. Il eft vrai que, dans l'Art,
on préfume ordinairement le contraire (31), & que l'on n'ofe gueres

_____

(30) Quelquefois ces fecours fuffifent à la guérifon, nous en convenons : mais c'eft toujours par
accident, & lorfque fortuitement ils attaquent le véritable principe de la maladie.

(31) En vérité nous ne favons pas bien pourquoi.
Ordonne-t-on, par exemple, le lait d'âneffe à un malade, dont les humeurs paroiffent âcres, mais qui
d'ailleurs digere à merveille ; on commence par le
purger. Un purgatif adoucit-il donc le fang ? point

fe livrer à aucune efpece de fpécifiques, fans avoir fait précéder, ce
qu'on appelle, les remedes généraux.
Il eft hors de notre fujet d'examiner
fi en cela les regles de l'art font juf-
tement fondées; il nous fuffit d'affurer
qu'avant l'ufage du fébrifuge, les
remedes généraux ne font point d'une
néceffité directe; & que nous ne les
avons jamais employés, lorfque-nous
avons été obligés de revenir au fébrifuge pour dompter les rechutes. Cependant nous convenons de bonne
foi que, fubjugués par les préjugés
des malades & du public (préjugés

---

du tout. C'eft, dit-on, afin que le malade digere mieux
le lait. Le purgatif fortifie donc l'eftomac ? point du
tout. Mais il le délivre, ajoute-t-on, des mauvais
levains qui empêchent la bonne digeftion, Ces mauvais levains exiftent-ils donc ? attendez du moins de
former là-deffus un foupçon raifonnable, & n'agiffez
pas toujours par le motif de la poffibilité. Vous n'y
trouverez ni regles pour vous conduire, ni bornes
pour vous arrêter.

qui fi fouvent pefent tant fur les Médecins) nous faifons toujours précéder
la premiere adminiftration du fébrifuge par quelques évacuans. Nous
faifons faigner le malade s'il eft plé-
thorique ; nous le purgeons une ou
plufieurs fois , & même nous le faifons vomir felon que nous appercevons plus ou moins de fignes de fa-
burre dans les premieres voies ; &,
puifqu'il faut le dire , lors même que
nous n'en appercevons point, nous
ne laiffons pas de purger le malade
une fois , pour qu'il n'imagine pas
qu'on néglige un fecours réputé indifpenfable : immédiatement après,
c'eft-à-dire entre le troifieme & le
quatrieme accès, quand nous le pouvons, ou du moins entre le quatrieme
& le cinquieme , nous adminiftrons
le fébrifuge.

XCVI. Mais pour l'adminiftrer plus
utilement, choifira-t-on le tems de

l'accès ? ou celui de l'apyrexie ? D'a-
bord, il eft certain que le fébrifuge
n'étant qu'un remede prophylactique,
il eft inutile de l'adminiftrer durant
l'accès, dans la vue d'attaquer l'accès
même durant lequel on l'adminiftre-
roit. Il eft également certain que les
fébrifuges, ainfi que tous les autres
remedes, n'operent que par l'action,
ou la réaction que la nature exerce fur
eux. Or il eft évident que ce travail,
quel qu'il foit (car nous ne le connoiffons point) fera d'autant plus
prompt, d'autant plus parfait, en un
mot d'autant plus facile à la nature,
que fa fenfibilité & fes forces feront
moins occupées par le travail fébrile.
Auffi nous ne connoiffons perfonne,
qui, pour donner les fébrifuges, ait
choifi le tems de l'accès préférablement au tems de l'apyrexie.

XCVII. Ce qui a quelque chofe
de furprenant, c'eft que tous n'ayent

pas également fenti , que pour la
même raifon , il faut éloigner les fébrifuges , autant qu'il eft poffible , de
l'accès futur. Qu'on l'examine bien ;
cette conféquence eft rigoureufe. L'on
eft entré dans de fi grands détails fur
le choix du tems où il convient de
donner des alimens aux malades dans
la fievre intermittente ! étoit-il donc
fi difficile de remarquer , que l'adminiftration utile des fébrifuges porte
abfolument fur les mêmes principes;
qu'elle exige les mêmes attentions ; &
que par conféquent elle doit être di-
rigée par les mêmes loix précifément?
L'efficacité du fébrifuge dépend en
effet d'une efpece de digeftion (32);
& cette digeftion demande de la part
de la nature , à peu près les mêmes
conditions que la digeftion des alimens. Le Médecin qui partira de cette

---

(32) On comprend dans quel fens nous prenons
ci le mot de *digeftion.*

analogie pour prefcrire les fébrifuges dans un tems, plutôt que dans l'autre, aura, à notre avis, la regle la plus plus facile & la plus fûre qu'on puiffe donner à cet égard.

XCVIII. La fecondé branche de notre divifion générale (N°. XXVI) renferme toutes les fievres intermittentes, que nous avons appellées *obfcures*. Celles-ci n'étant jamais innocentes de leur nature, ne peuvent jamais contr'indiquer le fébrifuge, à raifon de leur utilité. Il nous refte donc à examiner, fi fous quelque autre rapport elles ne doivent pas quelquefois en interdire l'ufage ; & fi dans les cas où ce fpécifique eft utile ou néceffaire, fon adminiftration eft foumife aux mêmes loix que nous venons d'indiquer pour les intermittentes manifeftes. Continuons de fuivre l'ordre établi dans la premiere partie ; & répondons à ces queftions en détail,

1°. pour les fievres *fubintrantes* ; 2°. pour les fievres *fubcontinues* ; 3°. pour les fievres *rémittentes* ; conformément à notre fubdivifion des intermittentes obfcures (N°. XLIV).

XCIX. Nous avons prouvé ailleurs, que les fievres que nous avons appellées *fubintrantes* , font de véritables fievres intermittentes , & même des intermittentes fimples ; nous avons fixé les caracteres effentiels auxquels on doit les reconnoître : ce qui doit à préfent nous occuper, c'eft de favoir s'il faut attaquer , & dans quel tems il faut attaquer ces fievres avec les fébrifuges. Il nous femble que les réponfes à toutes les queftions relatives à cet objet , naîtront d'elles-mêmes, & en forme de corollaires , fi nous commençons par établir folidement deux propofitions , que nous pouvons appeller deux théoremes ; tant elles nous paroiffent avoir d'influence fur la matiere importante que nous traitons.

C. THEOREME PREMIER. *Ce n'eſt ni dans la nature, ni dans la gravité des ſymptômes, qu'il faut chercher le caractere diſtinctif de la fievre intermittente.*

Cette vérité n'eſt elle-même qu'une conféquence de tout ce que nous avons dit dans la premiere partie ; nous n'ajouterons ici à l'appui, qu'un raiſonnement ſimple, mais auquel nous ne croyons pas qu'on puiſſe rien oppoſer de ſolide : chaque accès d'une fievre intermittente, eſt une véritable fievre continue, & une fievre continue ſouvent très-vive, quoique toujours très-courte : il peut donc être accompagné de tous les ſymptômes qui accompagnent les fievres continues, même les plus graves.

CI. Objectera-t-on que c'eſt à raiſon même de ſa briéveté, qu'un accès

de fievre intermittente, ne fauroit
produire, & furtout diffiper enfuite,
des fymptômes qui ont un certain
degré de férocité ? Et qui donc connoît affez dans cette maladie, le principe fébrile, pour décider jufqu'à quel
point il peut contraƈter des qualités
déléteres ? Si ce principe eft quelquefois, comme l'a penfé *Mead* du
principe des fievres en général, une
efpece de poifon; faut-il s'étonner
qu'au moment de fon développement,
il bouleverfe de fond en comble l'é-
conomie animale, & de mille manieres
différentes, felon fes différentes qualités, les différens degrés de fenfibilité
des malades, & la différence des or-
ganes fur lefquels il porte principalement fes ravages ? Mais, ajoutera-
t-on, le principe d'un orage fi mena-
çant peut-il être dompté par un travail fébrile de 24 ou 36 heures ? Nous
répondrons encore : qui connoît donc
affez

aſſez ce principe, pour aſſurer que non? Peut-être eſt-il de ſa nature facilement évaporable; & ce qu'il ne fait pas dans le tems de ſon exploſion, peut-être il ne ſauroit le faire plus tard.

CII. Cette loi d'ailleurs ne lui ſeroit pas ſi excluſivement propre, que nous ne puiſſions la retrouver ailleurs. Combien de poiſons ne connoiſſons-nous pas, qui cauſent certainement la mort, ſi dans vingt-quatre heures, ou même dans un tems plus court, ils ne ſont pas ſubjugués de maniere à ne pouvoir plus la donner? Veut-on ne prendre pour objet de comparaiſon que les maladies par cauſe interne? Dans le colera-morbus, dans l'eſquinancie-vraie, dans certaines eſpeces de colique, &c. le péril n'eſt-il pas auſſi court, qu'il eſt grand? Que dira-t-on de la ſyncope? n'eſt-elle pas, de toutes les maladies connues, la plus infailliblement mortelle, dès qu'elle n'eſt pas la plus promptement guérie? Abandonnons encore tous ces exemples ; & ne ſortons pas de la claſſe des maladies fébriles : la vraie ſuette, qui par ſon extrême danger mériteroit preſque d'être rangée parmi les peſtes, peut-elle, par ſa durée trouver d'autre place que parmi les fievres éphémeres? Il n'y a donc rien de plus indépendant que la durée d'une fievre, & la nature ou l'intenſité, ou le danger des ſymptômes qui l'accompagnent. Quelque effrayant que puiſſe donc être le tableau que préſente la fievre, ce ne ſera jamais une raiſon ſuffiſante pour ne pas regarder cette fievre comme intermittente, ſi elle a d'ailleurs tous les caracteres qui la conſtituent telle.

CIII. C'étoit ici le lieu de mettre cette vérité dans tout ſon jour, parce que les fievres ſubintrantes ſont ſouvent pernicieuſes ; & que toute fievre intermittente manifeste, au moment qu'elle devient pernicieuse, prend né- cessairement un caractere de subin- trante. La raison en est bien claire : car, en supposant même que l'accès fût absolument terminé quelques heu- res avant l'invasion du suivant ; le ma- lade, accablé par la férocité des symp- tômes qu'il vient d'éprouver, n'a pas le tems de rentrer dans ce calme par- fait qui caractérise l'apyrexie. L'accès est passé, mais son impression sub- siste encore, & le lie en quelque sorte à l'accès qui survient.

CIV. Nous subdiviserons donc les fievres subintrantes en *subintrantes bénignes*, & *subintrantes pernicieuses*.

Par *subintrantes bénignes*, nous en- tendrons toutes celles dont les accès n'offrent aucun symptôme alarmant.

Et par *subintrantes pernicieuses*, nous entendrons toutes celles dont les accès menacent la vie des malades,

de maniere que les malades fuccom-
beroient très-probablement, fi le dé-
clin de l'accès n'amenoit pas l'adou-
ciffement très-fenfible des fymptômes
qui le rendoient fi effrayant.

Du refte, que ces fymptômes foient
alarmans par leur nature, comme une
léthargie profonde, des défaillances
fréquentes & foutenues, &c.; ou par
leur feule intenfité, comme une car-
dialgie vive & continuelle, une évacuation exceffive par le vomiffement,
les felles, les fueurs (33), &c. nous
les comprenons tous indifféremment
dans notre définition. Ils rendent tous
également la fievre à laquelle ils ap-

---

(33) On fera peut-être furpris de nous voir placer
les fueurs parmi les fymptômes qui peuvent rendre
un accès pernicieux. Mais toutes les fueurs dans un
accès de fievre intermittente, ne font pas critiques.
Avec la plus légere attention, on en rencontre fouvent de fymptomatiques. Il eft fi facile de les diftinguer ! la fueur critique calme l'accès & fes fymptômes; tandis que la fueur fymptomatique les accroît,
ou, pour mieux dire, s'accroît avec eux.

partiennent fubintrante pernicieufe, par-là même qu'ils préfentent quelque chofe de funefte (34).

CV. Il faut placer ici quelques re- marques, dont la preuve ne fe trouve que dans l'obfervation, mais dont l'obfervation prouve la vérité d'une maniere irréfragable.

1°. La fubintrante pernicieufe eft toujours du genre des tierces, & or- dinairement double tierce; mais lors même qu'elle eft double tierce, peut- être doit-on fous le rapport de perni- cieufe, la regarder encore comme

---

(34) L'immortel *Torti* divife les fymptômes fu- neftes, en fymptômes de coagulation, & fymptômes de colliquation. Il met parmi les premiers : la fyncope, le froid glaçant, & l'affection foporeufe; parmi les feconds : le flux bilieux, le flux atrabilaire, la car- dialgie & les fueurs; ce qui lui fournit fept efpeces différentes d'intermittentes pernicieufes. Mais on fent que chacun peut en augmenter, ou en diminuer le nombre prefque à fa fantaifie, felon qu'on réunira fous le même rapport plus de fymptômes, ou qu'on les divifera fous des rapports différens.

tierce ; parce que, des deux accès
confécutifs qui forment la double
tierce, il n'y en a qu'un qui foit véri-
tablement pernicieux, l'autre étant
pour l'ordinaire plus léger, & ne ren-
fermant prefque jamais le même degré de danger (35). Cette remarque
eft plus importante qu'elle ne paroît
au premier coup d'œil.

2°. L'accès d'une fubintrante pernicieufe, eft de toutes les maladies
fébriles, celle qui, dans le moins de
tems, met la vie du malade dans le
plus grand péril. Souvent de la fin de
l'accès précédent, où il étoit à peine
malade, il paffe dans quelques heures
à un état d'agonie auquel il n'échappe
que pour y fuccomber prefque infailliblement, quand le même état re-
viendra avec l'accès fuivant.

(35) Auffi *Mercatus*, qui le premier a fi bien apperçu & fi bien décrit les intermittentes pernicieufes,
ne leur a donné que le nom de *tierces pernicieufes*.

3°. Toute fievre fubintrante, quelque bénigne qu'elle foit, & même toute fievre intermittente manifefte peut dégénérer en fubintrante pernicieufe ; on pourroit même dire que la fievre intermittente eft rarement fubintrante pernicieufe dans fa premiere invafion. Elle l'eft pourtant quelquefois, & alors il eft bien difficile qu'on ait le tems de la reconnoître, avant qu'elle fe foit ou terminée par la mort, ou adoucie d'elle-même ; car l'obfervation nous a appris que cet heureux changement arrive auffi quelquefois, quoique trop rarement.

4°. La dégénération d'une fubintrante bénigne, ou d'une intermittente manifefte, en fubintrante pernicieufe, s'annonce quelquefois par le nouveau degré d'intenfité qu'acquiert à chaque nouvel accès, le fymptôme qui doit devenir funefte ; mais quelquefois auffi cette affreufe dégénération fe fait tout-à-coup, & au moment où on doit le moins s'y attendre. Ce symptôme fatal ne s'étoit point montré encore; & en se montrant pour la premiere fois, il a presque déjà acquis toute l'intensité dont il est susceptible. Nous n'en avons vu que trop d'exemples autour de nous. Il y a même des épidémies, * où l'on a observé que le quatrieme accès étoit sujet à ce changement terrible, & qu'il falloit se défier de ce quatrieme accès, quelque légers qu'eussent été les trois premiers (36).

---

(36) Cette subite dégénération, qui est fréquente dans certaines épidémies, n'est pas absolument inconnue, dans les intermittentes sporadiques. La seule crainte d'un semblable malheur, nous paroît un motif bien puissant pour arrêter les fievres intermittentes manifestes dès leurs premiers tems, lorsque ces fievres ne sont pas évidemment du genre des salutaires, comme nous l'avons dit plus haut.

(*) Observation communiquée à M. *de Sauvages* par *Paul de Valcharengo* (Nos. met. t. I , p. 354.)

CVI. Second théoreme. *L'effi-*
cacité des fébrifuges eſt abſolument in-
dépendante de la nature des ſymptômes
qui accompagnent les accès d'une fievre
intermittente.

Cette propoſition, ainſi que la premiere (N°. C.) n'eſt elle-même qu'une
conſéquence très-ſimple d'une vérité
que nous avons établie ailleurs, quand
nous avons prouvé que les fébrifuges
n'agiſſent que prophylactiquement.
Tous les ſymptômes qui accompagnent l'accès, ſoit qu'on les enviſage
du côté du principe fébrile, ſoit qu'on
les enviſage du côté des efforts que ce
principe excite, ou de la conſterna-
tion qu'il répand dans la nature ; tous
ces ſymptômes, dis-je, dépendent
eſſentiellement & uniquement du développement du principe fébrile. Cette
vérité eſt inconteſtable. Et certes ! des
ſymptômes qui dépendroient d'une
autre cauſe, ne ſeroient plus ſymp-

[138]

tômes de l'accès, & n'auroient dans leur marche, aucune correspondance avec lui. Or si les fébrifuges agissent prophylactiquement, c'est-à-dire en empêchant l'explosion fébrile (37), ils agissent donc avant que les symptômes, qui supposent cette explosion, existent encore ; ces symptômes ne sauroient donc avoir aucune espece d'influence sur l'action des fébrifuges.

CVII. Cette loi d'ailleurs est générale dans la nature : l'action que l'on exerce contre une cause quelconque, ne peut, dans aucune supposition être modifiée par les effets qu'auroit produits cette cause, si l'on n'avoit pas

---

(37) On comprend que nous nous servons du terme général d'*explosion fébrile* pour embrasser, autant que nous le pouvons, tous les systemes particuliers qu'on pourroit se former à cet égard. Nous n'en adoptons & n'en combattons aucun, parce qu'ils sont en effet tous très-indifférens à l'ordre des vérités que nous établissons.

agi contre elle. La facilité avec laquelle l'eau éteint le feu, ne tient en
aucune maniere à l'étendue de l'in-
cendie que ce feu auroit produit, s'il
n'avoit pas subi l'action de l'eau. Le
degré de force avec lequel la cuirasse
résiste à la balle, ne dépend point du
but où la balle auroit frappé, si elle
n'avoit pas été amortie par la résistance
de la cuirasse. Concluons donc, en
rentrant dans notre sujet, que l'action
des fébrifuges contre l'explosion future du principe fébrile, est absolument indépendante des effets, que
cette explosion auroit produits si elle
avoit eu lieu; c'est-à-dire, indépendante des symptômes qu'auroit eus
l'accès; & concluons ultérieurement
que les fébrifuges doivent agir aussi
facilement, aussi promptement, aussi
surement contre les subintrantes pernicieuses, que contre les subintrantes

bénignes, & même que contre les
intermittentes manifeftes.

CVIII. Nous difons, qu'ils doivent
agir ; ajoutons qu'ils agiffent en effet
ainfi. Les expériences réitérées de
Morton, de *Torti*, de *Werlhof*, &
de tant d'autres après eux, ne permettent plus de révoquer en doute,
qu'il n'y ait de vraies fievres intermittentes pernicieufes, & très-perni-
cieufes ; & que les fievres intermittentes, quoique pernicieufes, n'obéiffent auffi facilement que les autres à
l'action des fébrifuges. Ce feroit ici le
lieu de déplorer les maux qu'a produits & que produira encore l'oubli
de cette double vérité. Qui pourroit
compter le nombre de malades qui
ont péri & qui périront victimes de
l'entêtement de l'ignorance en cette
matiere. L'ignorance ! Combien de
tems ne faudra-t-il pas encore avoir

le courage de s'expofer à fon ftupide mépris (38), pour ofer dire qu'une fievre que l'on reconnoît devoir être très-rapidement mortelle, eft cependant une fievre intermittente ? Le Médecin inftruit, loin de trouver dans cet excès de danger un obftacle à l'adminiftration du fébrifuge, n'y trouve qu'une raifon de plus, & une raifon très-puiffante de l'adminiftrer promptement & amplement.

CIX. Car dans les fubintrantes bénignes, le Médecin peut temporifer, c'eft-à-dire qu'il peut faire précéder les remedes généraux, felon l'exigence des cas (XCIV); il doit même tem-

---

(38) Il n'eft pas néceffaire d'avertir que notre cenfure ne tombe que fur cette foule vraiment immenfe d'ignorans, qui fans titres comme fans lumieres, s'ingerent dans tous les pays à faire les Médecins fans l'être ; & , ce qui eft pire encore, s'arrogent le droit de juger ceux qui le font ; & ce qui eft certainement déplorable, réuffiffent trop fouvent à captiver les fuffrages de ceux qui ne le font pas.

porifer dans un autre fens, c'eft-à-
dire, qu'il ne doit point fe propofer
d'arrêter brufquement la fievre. Expli-
quons ceci : nous avons dit ailleurs
qu'on n'adminiftre utilement les fébrifuges que dans le tems de l'apyrexie. Ce tems ne fe rencontre point
dans la fièvre fubintrante ; il faut donc
choifir celui qui en approche le plus,
c'eft-à-dire, le tems de la plus grande
déclinaifon de l'accès. Mais ce tems
touche précifément à l'invafion de
l'accès fuivant ; & par conféquent ne
permet pas de réitérer affez les fébrifuges pour éteindre entierement le
foyer de la maladie. Faut-il donc con-
tinuer de les prefcrire durant l'accès
qui fuit, ou vaut-il mieux attendre
encore fa déclinaifon, pour revenir à
l'ufage du remede, & ainfi fucceffivement ? Nous avons toujours préféré
dans la pratique cette feconde méthode pour les raifons que nous au-

rons lieu d'expliquer dans la fuite ;
d'autant mieux que, en affoibliffant
les accès, on ne tarde pas à les fépa-
rer ; & changeant ainfi la fievre fubintrante en intermittente manifefte,
elle fe trouve par-là même foumife
aux loix du traitement qui convient à
cette derniere efpece, la plus fimple
de toutes.

CX. Mais ce tempérament, qui eft
fage dans la fubintrante bénigne, feroit bien déplacé dans la fubintrante
pernicieufe. Dans la plupart des cas,
le malade périroit avant que la fievre
eût pu changer de nature. Il ne faut
ici prendre confeil que du danger attaché à l'accès pernicieux, & de l'efficacité du fpécifique. Nous l'avons dit,
& nous le répétons (car le fujet le
mérite) ce danger eft quelquefois fi
imminent, qu'on peut raifonnablement
affurer que l'accès fuivant, s'il eft
femblable à celui qui le précede, de-

viendra mortel. Ne fe propofer que
de l'affoiblir cet accès décifif pour la
vie, ce feroit une vue trop infidelle :
il faut fe propofer de le fupprimer.
Heureux encore, fi en vifant à ce but,
on atteint du moins l'autre. Or il nous
femble que les regles les plus fûres
que l'on puiffe fuivre dans cette circonftance difficile, dérivent naturellement des divers principes que nous
avons établi :

CXI. 1°. La néceffité des prépa-
rations ne fe tirant jamais du caractere de la maladie (XCIV) ; il faut ici
les fupprimer toutes fans reftriction.

2°. Le fébrifuge ayant befoin d'un
certain tems pour porter fon action
fur le foyer fébrile (N°. XCVII), il
faut l'adminiftrer dans le moment le
plus éloigné qu'il fera poffible, de
l'accès que l'on veut prévenir.

3°. Le fébrifuge ne pouvant rien
contre l'accès actuellement exiftant

(N°.

(N°. LXVIII); il eft tout au moins inutile (39) de l'adminiftrer avant que le danger de cet accès foit paffé : & fi le malade y fuccomboit , n'auroit-on pas à fe reprocher d'avoir expofé fans néceffité , un remede falutaire, à un blâme qu'il ne mérite pas?

4°. Le falut du malade dépendant ici du coup que l'on porte à l'accès prochainement futur (N°. CV); il faut que la premiere dofe du fébrifuge foit telle, qu'on puiffe établir une confiance raifonnable fur fon efficacité : car les dofes fuivantes, quoique données avant l'invafion de cet accès, fe rapprochent trop de lui, pour qu'on doive compter fur leur action.

CXII. La premiere de ces quatre regles avertit le Médecin, que , dans

_____

(39) Nous difons *au moins inutile*, parce que nous prouverons plus bas, qu'il n'eft pas fans danger d'adminiftrer dans ces circonftances le fébrifuge, avant la déclinaifon de l'accès.

K

une fievre certainement intermittente, dès qu'il apperçoit un accès pernicieux, il doit fans doute employer toutes les reffources de l'art pour dompter ou calmer les fymptômes (40), comme il feroit dans une fievre continue; mais que fon attention principale doit fe porter à épier le moment, où il pourra abandonner les autres fecours, pour recourir au fébrifuge.

CXIII. Il faifira ce moment avec affez de précifion, s'il combine la feconde regle (N°. CXI) avec la troifieme : car en vertu de la troifieme, il attendra que le danger de l'accès préfent foit paffé; & en vertu de la feconde, il n'attendra pas davantage. Or les fignes

---

(40) Les regles de détail à cet égard, feroient tout-à-fait hors de notre fujet. On ne nous demande point comment il faut traiter les fievres intermittentes; on nous demande feulement quand c'eft qu'il faut employer les fébrifuges.

qui l'inſtruiront que le danger eſt certainement paſſé , ne ſont point équivoques : l'affoibliſſement ſucceſſif du
ſymptôme principal ; le retour de la
couleur , de la chaleur , des forces ,
des ſécrétions ; que fais-je ? ce con-
traſte ſi frappant entre la nature qui
peu auparavant ſuccomboit de toutes
parts , & la nature qui peu après ,
quoique foiblement , de toute part ſe
releve ! Dès qu'on apperçoit cet heureux changement , & que l'on eſt aſſuré par-là que l'orage eſt paſſé , qu'on
ſe hâte de prévenir l'orage ſuivant.
Les inſtans ſont précieux.

CXIV. Et qu'attendroit-on ? le
malade ne peut plus périr de cet accès.
La matiere fébrile , il eſt vrai , n'eſt
peut-être pas encore ſeparée de la
maſſe générale des humeurs ; mais
elle eſt hors d'état de nuire ; ſon exploſion eſt finie. La nature n'a pas re-
gagné encore tout ce qu'elle a perdu ;

mais rien ne s'oppofe plus à fes efforts falutaires, le fecours de l'art lui
feroit inutile & elle fe fuffiroit à elle-
même, fi elle n'étoit pas menacée
d'un nouveau combat. Quoi ! vous
fentez que les jours du malade feroient
en fûreté, s'il ne retomboit plus dans
l'état dont il fort : empêchez donc
qu'il n'y retombe ; & pour l'empêcher avec quelque certitude, preffez-
vous d'employer l'unique moyen que
vous ayez pour cela. Chaque inftant
que vous perdez, par-là même qu'il
vous rapproche de l'orage que vous
craignez, le rend plus difficile à con-
jurer : & le fébrifuge, qui auroit fupprimé un accès éloigné encore de
vingt heures, ne le fupprimera peut-
être point, quand cet accès ne fera
éloigné que de quinze heures (41).

_____

(41) Nous ne prenons ici l'efpace de quinze &
de vingt heures, que par forme d'exemples indé-
terminés ; car nous n'ofons pas prononcer fur le

CXV. Les mêmes motifs dictent la nécessité de donner du premier coup le fébrifuge à une dose suffisante par elle-même pour dompter l'accès que l'on craint ; puisque, comme nous l'avons dit dans notre quatrieme regle (N°. CXI), cette premiere dose est souvent la seule sur laquelle on puisse compter ; & toujours celle sur laquelle on doit compter le plus. Si l'on nous demande quelle doit être cette dose ; nous répondrons que cela dépend beaucoup de deux choses :

1°. De la grandeur du danger que le malade a couru, & par conséquent

tems précis qui est nécessaire pour l'action du fébrifuge. *Torti* a fixé ce tems à vingt-quatre heures. Peut-être a-t-il raison en général ; mais nous avons des expériences très-positives qui prouvent qu'un tems bien moindre suffit à l'opération du remede ; & ces expériences suffisent elles-mêmes pour ne pas négliger l'usage du fébrifuge, dans des cas d'ailleurs urgens ; par la seule raison de la briéveté de l'intervalle du tems qu'il auroit pour agir.

de la jufte préfomption que l'on a fur
la grandeur du danger qu'il courroit
dans l'accès fuivant (42).

2°. De l'intervalle qu'il y a, felon
la marche connue de la maladie, entre le moment où l'on donne cette
premiere dofe, & le moment où
l'accès futur doit reparoître ; car l'expérience nous ayant appris, que, jufqu'à un certain point, la dofe fupplée
au tems, plus l'intervalle du tems fera
court, plus la dofe doit être grande.

CXVI. Pour nous expliquer fur
cette premiere dofe avec un peu plus
de précifion, nous dirons que dans
les cas un peu urgens elle doit être
au moins de demi-once de fébrifuge

---

(42) On peut, abfolument parlant, s'expofer au
retour de l'accès, fi l'on prévoit que le malade peut
y réfifter ; mais fi l'on préfume que le malade doive
fuccomber, ou fi l'on a feulement un doute raifonnable à cet égard, il ne faut rien négliger pour ne
point courir ce rifque.

en fubftance ; & que, dans les cas les plus graves, nous penfons que, ce que fix drachmes n'operent pas, une plus grande dofe ne l'opéreroit pas mieux. C'eft à l'immortel *Torti* que nous devons la découverte de cette précieufe loi fur la premiere dofe ; loi fi effentielle, qu'elle décide fouvent de l'effet, ou de la nullité du remede, & par conféquent de la vie, ou de la mort du malade qui eft placé dans les circonftances dont nous parlons. Remarquons ici avec *Torti*, que cette loi ne touche point à la dofe totale du fébrifuge ; mais dans la diftribution de cette dofe totale, elle fait charger la premiere dofe partielle, au détriment des autres, afin de porter plus furement fon action, contre l'accès prochainement futur. Relativement à ce but particulier, il n'eft point égal de donner dans vingt-quatre heures une once de fébrifuge, de maniere que le malade en prenne deux drachmes de fix en fix heures ; ou de donner la même once dans les douze premieres heures, & de la partager auffi en quatre dofes, mais de maniere que la premiere dofe foit de demi-once ; la feconde, de deux drachmes ; la troifieme & la quatrieme, chacune d'une drachme.

CXVII. Avant que de finir cet article, remarquons encore, que dans le jugement que l'on doit porter fur la violence de l'accès futur, & fur fon éloignement, il faut fe laiffer décider par la crainte, plutôt que par l'efpérance, c'eft-à-dire, qu'entre les différentes probabilités, il faut fe laiffer conduire par la moins favorable au malade ; car dans la conféquence pratique qu'on en tirera pour l'adminiftration de la premiere dofe du fébrifuge, on fe trompera toujours moins en s'expofant à pécher par excès, qu'en s'expofant à pécher par défaut.'

CXVIII. Du refte, nous avons déjà averti (N°. CV) qu'en parlant de l'accès futur, quand la fubintrante pernicieufe eft double-tierce, comme elle l'eft fouvent, nous entendions l'accès qui répond *en tierce* à l'accès pernicieux. Car des deux fievres tierces, dont la réunion conftitue la double-tierce, il n'y en a ordinairement qu'une, qui foit vraiment pernicieufe; l'autre eft pour l'ordinaire moins grave (43), & elle ne doit pas troubler

---

(43) Quoiqu'on puiffe compter en général fur la bénignité de cette tierce fubalterne, une expérience bien malheureufe, nous a appris qu'il ne faut pas y compter toujours. M. *B*. âgé d'environ foixante & dix ans, d'une conftitution robufte, après avoir effuyé à la campagne, fur la fin de l'automne, quelques accès de fievre intermittente, revint à la ville & m'expofa fon état. L'hiftoire de la maladie m'apprit que c'étoit une fievre tierce franche & bénigne. J'ordonnai un minoratif pour le jour libre de fievre. Ce remede fit rendre au malade une grande quantité de matieres bilieufes. Vers les fix heures du foir le friffon revint,

les regles de pratique que nous avons
établies, fi ce n'eft en tant que durant l'invafion & l'accroiffement de
l'accès de cette tierce fubalterne, il
faut fufpendre l'ufage du fébrifuge.
Cette fufpenfion ne peut avoir aucun danger, parce que la premiere
dofe, qui eft la dofe efficace, eft alors
donnée.

CXIX. En fuivant l'ordre que nous
avons établi dans la premiere partie
(N°. XLIV), les fievres fubintrantes
nous menent aux fievres que nous

---

la chaleur dura toute la nuit, & l'accès fe termina
dans la matinée du lendemain par une fueur abondante.
Le lendemain je réiterai le minoratif, qui opéra comme
la premiere fois, & à fix heures du foir ainfi que
l'avant-veille, le friffon reparut comme je l'attendois.
Mais l'accès fut pernicieux : le malade tomba durant
la nuit dans une efpece d'apoplexie dont il ne fortit
qu'avec la déclinaifon de l'accès vers les fix heures
du matin. Dans moins de deux heures il recouvra
tous fes fens & tous fes mouvemens. Je prefcrivis
fur le champ une once de quinquina à prendre en
quatre dofes égales de trois en trois heures : l'accès

avons appellées *fubcontinues* ; & celles-
ci encore exigent le fecours prompt
du fébrifuge. Cette néceffité fe déduit
clairement du caractere de cette efpece d'intermittentes. Si on fe rap-
pelle ici ce que nous en avons dit
ailleurs (LIII), on fentira que ce caractere confifte uniquement dans la
tendance qu'ont ces fievres à changer
de nature , & à devenir, d'intermittentes qu'elles étoient, continues effentielles ; c'eft-à-dire , que capables

---

pernicieux futur étoit éloigné de trente-fix heures.
Point du tout : la fievre devint double-tierce ; le
friffon reparut le même jour à fix heures du foir ;
dix heures après la premiere prife de fébrifuge. Cela
ne me furprit point ; mais ce qui eft furprenant, &
ce qui eft l'objet de cette note, c'eft que cet accès
fubalterne fut bien plus féroce que le premier. Il fe
foutint fans aucune efpece de rémiffion jufqu'à ce que
le lendemain à l'heure ordinaire , c'eft-à-dire vers les
fix heures du foir , un refroidiffement glacial annonça
l'invafion de l'accès correfpondant *en tierce* au premier
accès pernicieux , & au bout de quelques heures le
malade fuccomba.

d'abord d'obéir à l'action des fébrifuges, elles tendent fans ceffe à en
éluder l'activité. Or, il feroit ridicule
de demander s'il eft plus avantageux
de guérir une maladie contre laquelle
on a un remede certain, que de la
laiffer dégénérer en une autre maladie
contre laquelle l'art n'a point de remedes femblables; la queftion deviendra
bien plus abfurde, fi l'on ajoute, que
cette maladie nouvelle doit être une
maladie plus grave par elle-même, que
n'étoit la premiere. Or l'expérience
nous apprend que la chofe eft conftamment ainfi; & que toute fievre
intermittente qui dégénere en fievre
continue, dégénere prefque toujours
en fievre continue d'un très-mauvais
caractere.

CXX. Tout eft donc décidé quant
à l'utilité du fébrifuge par-là même
que la fievre intermittente eft reconnue pour être fubcontinue. Dès que

l'on apperçoit que les accès fe pro-
longent, ou fe rapprochent; mais
furtout dès que les fymptômes d'invafion, ou de déclinaifon s'obfcur-
ciffent, & que l'état de la fievre,
quel qu'il puiffe être d'ailleurs (44),
prend une forte d'égalité, il n'eft plus
tems de délibérer; la maladie change
de nature; il faut recourir au fébrifuge tandis que le fébrifuge peut agir
encore; & il le peut durant plufieurs
jours quand la marche de la fubcontinue eft un peu lente.

CXXI. Mais fouvent cette marche

---

(44) Il faut bien remarquer que le danger des
fymptômes n'entre ici pour rien. Tout ce que nous
difons des fubcontinues, s'applique aux fubcontinues
qui ne préfenteroient que des fymptômes légers, auffi
bien qu'aux fubcontinues qui préfentent des fymptômes plus graves. L'indication ne fe tire point ici,
comme dans les fubintrantes pernicieufes, de la nature
des fymptômes; mais de la tendance à dégénérer en
continue effentielle. C'eft cette dégénération qu'il faut
empêcher.

est assez rapide pour surprendre la vigilance d'un Médecin attentif; d'autres fois le Médecin appellé trop tard, trouve le changement de la fievre trop avancé pour oser décider si elle est intermittente encore, ou si elle est déjà continue. Alors que doit-il faire? Nous supposons que, par l'histoire de la maladie telle qu'on la connoît, ou par soi-même, ou par le rapport du malade ou des assistans, on ne peut pas douter que la fievre n'ait été d'abord intermittente, & qu'il ne reste qu'à décider si elle l'est encore. Pour cela il faut bien saisir le type du retour des accès, & étudier avec la plus grande attention le moment de l'invasion. S'il reste encore quelque signe sensible d'intermittence, c'est dans ce moment qu'il se laissera appercevoir.

CXXII. Un refroidissement, pour léger, pour borné, pour fugitif qu'il soit; une décoloration remarquable;

la concentration du pouls ; un peu de toux que le malade n'avoit pas auparavant & qu'il n'a bientôt plus ; quelques bâillemens ; une foif plus marquée ; le retour même d'un fymptôme particulier, comme d'une douleur de tête, d'une pefanteur aux jambes, &c. que fais-je ! Dans la jufte préfomption où l'on eft, que c'eft le moment où l'accès doit revenir, on eft autorifé à le reconnoître au plus léger des traits qui annonçoient fon retour quand ce retour étoit évident : au défaut de tous ces fignes, on pourra fe décider encore, par la feule inégalité de la force de la fievre, fi cette inégalité eft un peu frappante dans la durée du tems qu'occupoit l'accès. Enfin nous croyons que les urines briquettées, qui par elles-mêmes ne font point un figne pathognomonique de la fievre intermittente (Note 17), fuffifent ici pour indiquer qu'elle exifte encore.

Dans tous ces cas l'on doit recourir au fébrifuge, parce qu'on le peut avec confiance.

CXXIII. Le doit-on également lorsqu'on ne retrouve plus aucune trace de ce que la maladie étoit dans son origine? Oui, nous répond *Sydenham*, on le doit encore si ces traces ne font effacées que depuis peu de tems. *Nulla mihi religio est, corticem vel in maximè continuis hujus speciei, sumendum proponere.* (Epist. ad Brad.) Ce célebre Praticien auroit-il pensé que le changement de l'intermittente en continue, pouvoit être complet quant à l'apparence, avant qu'il le fût quant à la réalité? S'il étoit permis de hafarder notre fentiment après avoir cité une femblable autorité, nous dirions que, quand tout veftige d'intermittence eft abfolument aboli, le fébrifuge eft inutile. Dès-lors en effet, on ne peut plus croire que la maladie foit

entretenue

entretenue par le nouvel abord d'une
matiere fébrile ; puisque, en suppofant même ce nouvel abord , il ne
changeroit en rien l'état du malade.
Or , comme nous l'avons souvent dit ,
& comme nous ne faurions trop le
répéter , le fébrifuge n'a d'action &
d'utilité que contre les effets de cette
irruption future.

CXXIV. Nous croyons donc que
Sydenham appelle ici la fievre déjà
très-continue , lorfqu'il ne lui refte
de fa primitive intermittence que des
traits fi légers & fi informes , qu'on
devroit dans toute autre fuppofition ,
la regarder en effet comme très-continue. Du refte *Sydenham* lui-même
nous autorife à l'interpréter ainfi ,
puifque dans le même endroit, il dit
quelques lignes plus haut, que pour
adminiftrer le fébrifuge dans ces fortes de fievres, il attend , au défaut
d'autres fignes, au moins une rémif-

fion, quelque légere qu'elle foit. *Hoc
in cafu, à remiffione quantumlibet
exiguá (id enim mihi unum fupereft)
anfam arripiens ; pulverem... ingerendum propino.* (Syd. *loco cit.*)

CXXV. Quant aux loix relatives à
la maniere d'adminiftrer le fébrifuge
dans la fievre fubcontinue, nous n'en
reconnoiffons pas d'autres que celles
que nous avons établies pour la fubintrante bénigne (N°. CIX). Dans
l'une & dans l'autre on fe propofe
à peu près le même objet ; il ne s'agit
point dans ces fievres, comme dans
la fubintrante pernicieufe, d'étouffer
en quelque forte la maladie ; il fuffit
de la ramener à fa forme primitive
d'intermittente manifefte. On comprend cependant que cette regle eft
fufceptible de quelques variations,
1°. fuivant le plus ou le moins de
danger, que les fymptômes de la fubcontinue actuelle laiffent prévoir dans

la continue imminente; 2°. fuivant le plus ou le moins de rapidité avec laquelle la fievre tend à changer de nature.

CXXVI. Pour ce qui eft du moment où l'on doit placer l'adminiftration du fébrifuge dans les fievres fubcontinues; la loi générale a encore ici fon application. Ce moment doit être celui où finit l'accès, autant qu'on peut l'appercevoir; & fi on ne peut pas l'appercevoir, autant qu'on peut le conjecturer. *Sydenham* ne fuivoit pas d'autre regle dans les fubcontinues épidémiques dont il parle dans fa lettre à *Brady : Pulverem*, dit-il, *quam proximè à paroxifmo* (QUANTÙM CONJECTURÂ VALEO) *ingerendum propino.*

CXXVII. Nous voici enfin parvenus à notre derniere fubdivifion de nos intermittentes obfcures; c'eft-à-dire, aux intermittentes compliquées de vraies continues (N°. XLIV). Il

n'eſt peut-être aucun point de Mé-
decine-pratique, qui ait autant exercé,
& autant diviſé les gens de l'art, que
la queſtion ſur l'utilité du fébrifuge
dans les *fievres rémittentes*, connues
vulgairement ſous le nom de *fievres
avec redoublemens*. Les uns, avec
Morton, ont cru qu'il étoit toujours
utile ; les autres, avec *Ramazzini*, ont
cru qu'il ne l'étoit jamais. Ces deux
opinions également contraires à l'expérience par leur généralité, ont fait
place à l'opinion plus vraie, qu'il y
avoit des cas où le ſpécifique étoit
utile, & d'autres où il ne l'étoit pas.
Mais quand il a fallu en venir à la
diſtinction précife de ces cas, on
s'eſt diviſé de nouveau, & ſelon le
différent principe par lequel on eſt
conduit, on ſuit des loix différentes ;
preuve ſenſible qu'on n'a pas trouvé
encore un principe, qui mérite la
confiance générale.

CXXVIII. En effet, pour qu'on puisse adminiſtrer utilement les fébri-fuges dans les fievres rémittentes, les uns exigent que les redoublemens ſoient, & ſemblables entr'eux, & périodiques dans leurs retours; les autres, que les redoublemens commencent par un friſſon; ceux-ci, que les urines ſoient briquettées ; ceux-là , que la rémiſſion ſoit accompagnée de quelque moi-teur, &c. c'eſt-à-dire qu'ils cherchent tous à démêler, ſi la ſuite des redou-blemens doit être regardée comme une ſuite d'accès , formant une fievre intermittente ; & dans ce cas ils ſe livrent au fébrifuge , comme ils s'en abſtiennent dans la préſomption du cas contraire.

CXXIX. Conſéquemment à tout ce que nous avons dit ailleurs, il eſt aiſé de ſentir, que toutes ces regles de pratique, portent ſur deux prin-cipes également faux; le premier, c'eſt

que les redoublemens ne peuvent être
regardés comme de véritables accès
d'une intermittente, que lorfqu'ils
font accompagnés de quelqu'un des
fignes dont nous venons de parler.
Le fecond, c'eft que les fébrifuges
conviennent dans toute fievre rémittente, dont les redoublemens font re-
connus, même par les fignes énoncés,
pour être les accès d'une vraie fievre
intermittente. Préfentons la chofe fous
un autre afpect ; nous avons dit, & nous
croyons avoir prouvé (N°. LVIII &
fuiv.) que toute fievre vraiment rémittente, eft compliquée d'une vraie
continue, & d'une vraie intermittente.
S'enfuit-il de-là, que dans toute fievre rémittente, le fébrifuge foit utile?
Non. Quand nous aurons juftifié cette
réponfe, nous ferons bien avancés
pour la diftinction des cas où il convient, & des cas où il ne convient pas.

CXXX. Jufqu'à préfent nous nous

sommes contentés de dire, que le fébrifuge est inutile contre la fievre continue : c'est ici le moment de faire un pas de plus, & de prononcer qu'il lui est positivement contraire. Tel est l'aveu que la force de la vérité a arraché à tous ceux qui l'ont cherchée sans prévention.

Sydenham assure clairement que, dans les fievres continues, il ne faut pas attendre du fébrifuge, un meilleur effet que celui qu'on lui voit produire dans les fievres inflammatoires, dans lesquelles, ajoute-t-il, non-seulement il n'est pas utile, mais où il est absolument nuisible. *Quibus non tantùm non prodest, sed & planè obest.* (Epist. ad *Brad.*)

Werlhof, qui nous a donné sur les fievres intermittentes un ouvrage si précieux, avance en termes exprès que dans les fievres continues, le fébrifuge nuit plutôt qu'il ne sert: *Nocere potius quàm juvare videtur in febribus naturæ continentis.* (Obferv. de febr. fect. II. §. 5.)

Torti, après avoir rapporté les paroles de *Nigrifolus* qui affure que, dans les fievres inflammatoires, il a toujours vu que le fébrifuge, ou étoit fans effet, ou produifoit un mauvais effet; *Torti*, dis-je, ajoute qu'il croit avoir lui-même obfervé la même chofe; & qu'on n'eft jamais affez fûr, qu'une fievre continue n'eft pas accompagnée de quelque inflammation cachée, pour affurer que le fébrifuge fera même innocent dans ce cas où il eft d'ailleurs toujours très - inutile. (Therap. Spec. lib. V. cap. 6.) (45).

----

(45) Nous favons que le même Auteur dit dans un autre endroit (lib. v, cap. 2.) qu'il a plufieurs fois effayé dans fa jeuneffe de traiter les fievres continues par les fébrifuges, & que les fébrifuges n'avoient jamais produit ni aucun bien, ni aucun mal. Mais il faut avouer qu'à cet égard on trouve

CXXXI. Mais qu'avons-nous befoin d'accumuler les autorités quand
les faits parlent hautement pour nous !
La formule primitive de l'adminiftration du fébrifuge, prefcrivoit de le
prendre au commencement de l'accès.
Pourquoi cette méthode eft-elle univerfellement profcrite ? Sans doute
parce que l'on s'eft universellement
apperçu, que l'accès, à l'entrée duquel on donnoit le fébrifuge, non-
feulement n'étoit ni fupprimé, ni af-
foibli, mais qu'il étoit ordinairement
plus grave que les autres. Dira-t-on
que ce n'eft encore là qu'une con-
jecture de notre part ? Voici un fait
plus précis : nous connoiffons un apo-
thicaire, qui vend à une infinité de
pauvres, un fébrifuge peu coûteux
préparé felon une ancienne recette,

---

dans l'ouvrage de ce grand homme, quelques contradictions inexplicables. Nous en avons déjà remarqué
une bien frappante (N°. XC.).

qu'il a reçue par tradition. La formule porte que le fébrifuge sera pris au premier sentiment de frisson. Cet homme instruit d'ailleurs, s'est pourtant fait une loi de ne rien changer ni à la préparation du remede, ni à la maniere de le prendre. Aussi une expérience réitérée mille fois, l'a forcé à employer la précaution de prévenir les malades, que l'accès à l'entrée duquel ils prendront le remede, sera plus violent qu'aucun des autres, qu'ils doivent s'y attendre & ne pas s'en étonner. Il falloit bien que *Sydenham* eût fait la même remarque, & qu'il en fût singulierement frappé, pnisqu'il ne craint pas d'accuser le fébrifuge administré ainsi, de la mort de quelques malades, qui avoient péri dans l'accès au commencement duquel le spécifique leur avoit été donné. (*Syd.* epist. ad *Brad.*)

CXXXII. Revenons aux fievres

rémittentes , & puifons dans cette
maladie même , un dernier argument
en faveur de la vérité que nous avons
entrepris de prouver. Si le fébrifuge
n'étoit qu'inutile dans les fievres continues , il faudroit évidemment l'ordonner dans toutes les fievres , fur le
plus léger foupçon d'intermittence ;
peut-être même feroit-il fage de l'ordonner , fans aucun foupçon pareil ,
dans toutes les fievres fans diftinction,
fur la feule poffibilité qu'une fievre
continue en apparence , ne fût dans
la réalité , qu'une intermittente cachée.
Pourquoi donc tous ceux qui ont traité des fievres rémittentes , ont-ils
épluché la matiere fi minutieufement,
& ont-ils employé tant de foins &
de peines , à déterminer les fignes
dont la préfence , ou l'abfence , autorife ou détruit le foupçon de l'intermittence? pourquoi les Praticiens les
plus expérimentés héfitent-ils tous les

jours auprès des lits des malades, &
semblent-ils redouter davantage d'ordonner le fébrifuge si la fievre n'a rien
d'intermittent, que de le négliger
dans le cas contraire ? Qu'on pese bien
toutes ces raisons ; & l'on en verra
sortir une espece d'aveu général, fondé sur une expérience générale (46),

---

(46) Il nous auroit été bien facile de rapporter
dans plusieurs endroits de ce mémoire, un grand nombre d'observations, que notre expérience personnelle
peut nous avoir fournies. C'est par réflexion que
nous nous en sommes abstenus. Les observations particulieres ne prouvent jamais rien que ce qu'on veut
leur faire prouver ; & par-là même ne le prouvent
jamais suffisamment. Lorsqu'en Médecine l'on veut
solidement établir une vérité, nous croyons qu'on
doit l'appuyer sur l'expérience générale. C'est à ce
témoin que nous en avons toujours appellé, parce
qu'il est vraiment irrécusable, & que tout le monde
peut facilement le consulter, soit en réfléchissant sur
ce que l'on a déjà vu, soit en faisant attention à ce
que l'on verra. Au lieu que l'observation particuliere peut avoir été ou mal faite, ou mal jugée :
c'est-à-dire qu'elle tire toute sa force de celui qui la
rapporte, & que par conséquent elle ajoute en général très-peu à l'opinion de l'observateur.

que, autant les fébrifuges font utiles dans la fievre intermittente, autant ils font nuifibles dans la fievre continue.

CXXXIII. Or cette vérité nous fuffit pour pouvoir reconnoître avec tout le monde, que l'ufage du fébri-fuge eft, non-feulement inutile, mais fouvent dangereux dans les fievres ré-mittentes; & cette affertion n'a plus rien qui ne fe concilie très-naturelle-ment avec ce que nous avons prouvé ailleurs (N°. LVIII & fuiv.) : que toute fievre rémittente, fuppofe une vraie fievre intermittente. En effet, fi de ce côté, la fievre rémittente ap-pelle toujours le fébrifuge ; du côté de la fievre continue, qui eft l'autre partie conftitutive de fon effence, elle le repouffe toujours. Dans la fievre rémittente, le fébrifuge eft donc, par la nature même de la maladie, nécef-fairement & en même tems indiqué & contr'indiqué ; & voilà, à notre avis, le véritable point de vüe fous lequel il faut le confidérer, pour ne pas fe tromper dans fon adminiftration.

CXXXIV. Afin de placer ce fpécifique, ou de s'en abftenir à propos, il ne s'agit donc plus que de favoir bien diftinguer dans une fievre rémittente, ce qui appartient à la fievre intermittente, d'avec ce qui appartient à la fievre continue, afin de pouvoir balancer enfuite ces deux objets, & fe décider pour celui qui paroîtra mériter le plus d'attention. Or cette diftinction n'eft point difficile à faire.

Tout ce qui fubfifte de morbifique dans le tems de la rémiffion, appartient certainement à la fievre continue;

Tout ce que l'exacerbation ajoute à l'état morbifique de la rémiffion, appartient certainement à la fievre intermittente.

Cette diftinction une fois faite, il

faut examiner férieufement d'où naît le plus grand danger de la maladie. Si c'eſt de l'état d'exacerbation ; il faut attaquer hardiment la fievre intermittente par les fébrifuges, fans fe laiſſer arrêter par l'inconvénient qui peut en réfulter pour la fievre continue : mais fi l'état de rémiſſion forme le plus grand danger ; il faut craindre d'aigrir la fievre continue par les fébrifuges, fans fe laiſſer féduire par le bien qui pourroit en réfulter pour la fievre intermittente.

CXXXV. A cela on nous dira que le tems de l'exacerbation, eſt toujours celui du plus grand danger. Oui, fans doute ; auſſi ne prétendons-nous pas que l'on compare le danger de la maladie durant l'exacerbation, au danger de la maladie durant la rémiſſion. Nous voulons feulement que l'on compare le danger de l'état de rémiſſion, avec ce que l'état d'exacerbation ajoute à ce danger; & que l'on tire l'indication dominante, pour ou contre les fébrifuges, de celui des deux états à qui appartient la meilleure partie du danger total.

CXXXVI. Cette regle nous paroît avoir l'avantage d'embraſſer dans ſa ſimplicité, toutes les regles de détail que les plus grands Maîtres nous ont données ſur cette matiere. Ces regles, ainſi que nous l'avons dit (N°. CXXVIII), portent toutes ſur le plus, ou le moins d'évidence avec laquelle les redoublemens d'une fievre rémittente, préſentent les caracteres communs aux accès de la fievre intermittente, comme la régularité des retours, les friſſons de l'invaſion, les ſueurs de la déclinaiſon, &c. & nous convenons de bonne foi que ces regles, quoique fauſſés dans le principe, en ce qu'elles ſuppoſent que ce n'eſt qu'alors que les redoublemens doivent

être

être regardés comme de vrais accès, font pourtant fûres quant à la pratique. Mais ces regles font renfermées dans la nôtre : car les fignes dont elles font mention ne peuvent gueres devenir bien fenfibles, que dans les cas où les redoublemens dominent beaucoup fur les rémiffions ; & par conféquent là où la fievre intermittente domine manifeftement fur la continue. Mais ces mêmes regles ne s'étendent pas auffi loin que la nôtre, puifque la nôtre ne fe borne à aucun figne particulier, mais embraffe fans exception tous les fignes par lefquels on peut raifonnablement décider laquelle eft la dominante entre deux maladies dont il eft facile de ne pas confondre les fymptômes.

CXXXVII. Notre regle feroit-elle générale ? & n'y a-t-il abfolument aucune efpece de fievre rémittente, où l'on foit autorifé à recourir au fébri-

M

fuge, quoique la fievre continue paroiffe dominer fur l'intermittente ; ou
à s'abftenir du fébrifuge, quoique la
fievre intermittente paroiffe dominer
fur la continue ? Nous ne connoiffons
que deux exceptions de cette nature.

La premiere exception a lieu dans
les rémittentes épidémiques où une
obfervation exacte auroit fuffifamment
appris, que la fievre intermittente,
ou la continue dominent par la force
de l'épidémie, quoique dans certains
malades elles ne dominent pas par
la force des fymptômes. Mais il n'y
a point de loi de pratique, à laquelle
la conftitution épidémique ne puiffe
obliger de déroger ; puifqu'on a vu des
épidémies, qui ont fufpendu la loi de
faigner dans la pleuréfie.

La feconde exception a lieu dans
les fievres, qui n'étant d'abord que
des intermittentes fimples, ou de fimples continues, ont acquis dans la

fuite de leur cours, celle des deux fievres qui leur manquoit pour en former de vraies rémittentes. La fievre primitive peut alors, furtout dans les premiers tems de la dégénération, être regardée comme dominante, quand même elle ne paroîtroit pas telle fi on la jugeoit indépendamment de cette circonftance. Mais dans ces cas, l'antériorité de tems fait légitimement préfumer que la fievre primitive a par rapport à l'autre, une fupériorité de principe, qui devient un motif fuffifant pour diriger l'indication.

A ces deux exceptions près, la comparaifon fimple des deux maladies, & le jugement direct qui en réfulte fur la part qu'elles ont réciproquement à la maladie totale qu'elles forment, doit être la feule regle qui faffe ordonner ou profcrire les fébrifuges.

CXXXVIII. Du refte, tout ce que nous avons dit dans cet article (depuis N°. CXXXIV) ne peut regarder que les fievres rémittentes dont les redou-blemens font bien féparés entr'eux, ou, pour parler conformément à nos principes, les fievres rémittentes dans lefquelles la fievre intermittente, qui eft compliquée avec la continue, eft une intermittente manifefte. Car fi cette intermittente étoit fubintrante, & à plus forte raifon fi elle étoit fub-continue ; c'eft-à-dire, fuivant le lan-gage ordinaire, fi la fievre rémittente a des redoublemens ou fubintrans, ou extrêmement obfcurs, les fébrifuges ne peuvent jamais avoir lieu, parce que la rémiffion alors ne differe ja-mais affez de l'exacerbation, pour les fupporter.

CXXXIX. Ce n'eft point par inat-tention que nous n'avons pas dit un feul mot de certaines maladies périodiques comme la migraine, la colique, le fpafme, &c. à qui il ne manque fouvent que l'agitation fébrile du pouls, pour être de vraies fievres intermittentes. Mais puifque ce caractere effentiel leur manque, il eft évident qu'elles font étrangeres à notre fujet. Nous favons qu'elles obéiffent au quinquina : mais nous n'étions chargés de confidérer les fébrifuges, que relativement aux fievres. La gangrene eft-elle donc auffi une fievre intermittente parce qu'elle obéit au quinquina ? D'ailleurs eft-on indubitablement affuré que la vertu fpécifique du quinquina contre la fievre intermittente, fe rapporte à cette maladie comme fébrile ? Peut-être le quinquina ne l'attaque-t-il que comme maladie périodique ? Ce qu'il y a de certain, c'eft que le quinquina guérit prefque également toutes les maladies périodiques régulieres, qu'elles

foient fébriles ou non ; & que les fievres le plus évidemment intermittentes, femblent réfifter à l'action de
ce fpécifique, à proportion qu'elles
font plus irrégulieres.

CXL. On fe fera facilement apperçu que, dans plufieurs endroits de ce
mémoire, & notamment dans tout ce
qui regarde les fievres rémittentes, en
parlant des fébrifuges, nous avons eu
directement en vue le quinquina. Pou-
vions-nous faire autrement ? S'il eft
contr'indiqué dans cette maladie, ce
n'eft pas parce qu'il eft fébrifuge, car
à ce titre il eft au contraire très-pré-
cifément indiqué ; mais parce qu'il eft,
par le fait, nuifible dans la fievre continue, ce qui pourroit n'être pas ainfi
de tel autre fébrifuge que nous ne
connoiffons pas encore. Du refte, s'il
falloit nous juftifier plus directement
d'avoir quelquefois borné au feul quinquina des regles que l'on demandoit

pour les fébrifuges en général, nous
dirions que ces regles ne peuvent pas
être indépendantes des qualités atta-
chées à la nature de tel & de tel fébrifuge ; & que par conféquent le parfait éclairciffement de la queftion, fuppofe néceffairement qu'elle roule fur
des fébrifuges connus. Or nous n'en
connoiffons pas d'autres que le quinquina (N°. IV). Cette écorce eft fi
vifiblement au-deffus de tout ce qui,
avant elle, portoit le titre d'*anti-fébrile*,
qu'on peut dire avec vérité qu'elle
forme elle feule, dans le tableau général de la matiere médicale, la claffe
entiere des vrais fébrifuges. Les autres prétendus fébrifuges peuvent faciliter la guérifon de la fievre ; il n'y a
que le quinquina qui la guériffe lui-
même.

CXLI. En rapprochant tout ce que
l'obfervation a appris jufqu'ici, d'un

côté fur les caracteres des fievres effentielles, tant intermittentes que rémittentes, ou continues, & de l'autre
fur l'efficacité du quinquina ; feroit-il
impoffible de réduire à une loi unique
tous les rapports d'utilité que peut
avoir ce fpecifique, avec l'objet direct
de fa vertu fébrifuge, qui eft la fievre
en général ? Effayons de l'entrepren-
dre : „ qu'on étudie la marche d'une
„ fievre quelconque durant l'efpace de
„ quarante-huit heures; qu'on remar-
„ que avec attention combien , dans
„ cet intervalle de tems , la fievre
„ différera d'elle-même , en compa-
„ rant l'état de fa plus grande force,
„ avec l'état de fa diminution la plus
„ fenfible : cette différence donne, à
„ notre avis , la loi que nous cher-
„ chons ; „ c'eft-à-dire , qu'elle forme
le figne le plus univerfel & le moins
équivoque, de l'utilité du quinquina

comme spécifiquement fébrifuge. En effet :

Dans les fievres intermittentes simples, cette différence est infinie (47) ; & le fébrifuge est souverainement utile.

Dans les fievres continues simples, cette différence est nulle ; & le fébrifuge est parfaitement inutile. (Nº. LXVII.)

Dans les fievres rémittentes, cette différence peut varier depuis le néant jusqu'à l'infini ; & l'utilité du fébrifuge croît & décroît avec elle dans une proportion rigoureuse.

Il nous semble que tout ce que l'expérience peut nous avoir appris, & tout ce que les plus grands Maîtres ont écrit de mieux sur cette matiere,

(47) A cause de l'apyrexie manifeste, ou du moins de la tendance manifeste à l'apyrexie ; car alors les deux états dont nous parlons, different, comme l'on dit, *du tout au rien*, c'est-à-dire comme le néant differe du fini, c'est-à-dire infiniment.

n'eſt que le développement plus ou moins étendu, la confirmation plus ou moins ſenſible de cette loi auſſi ſimple dans ſon énoncé, qu'elle nous paroît générale & ſûre dans ſon application.

Noverit Medicus diſtinguere affectus corticis virtute ſuperabiles, ab his qui eâdem incaſſum tentantur. (Werlhof. obſ. de febr. ſect. II. §. 7.)

F I N.

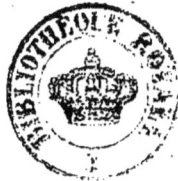

www.ingramcontent.com/pod-product-compliance
Lightning Source LLC
Chambersburg PA
CBHW070413090426
42733CB00009B/1646